专病中西医结合诊疗丛书

失眠症的中西医结合治疗

徐　建　主编

科学出版社

北　京

内 容 简 介

　　本书从失眠症的发生与发展，以及目前国内外对该病发病机制的研究现状和最新的诊断标准，中西医结合防治失眠症的诊疗思路、辨证论治的优势等方面出发做了比较系统的论述。根据国内外前沿研究进展，结合中医药对失眠症的诊疗优势和遣方用药特色、临床医案分析、专科护理、相关药理学实验研究等进行了深入介绍，通过阅读本书能够使读者对失眠症有一个较全面的认识，并为其今后临床和科研工作带来启示。

　　本书对从事中医、中西医结合临床工作者，特别是基层临床医务工作者及医学本科生、研究生等有一定参考和指导作用。

图书在版编目（CIP）数据

失眠症的中西医结合治疗 / 徐建主编. —北京：科学出版社，2020.1
（专病中西医结合诊疗丛书）
ISBN 978-7-03-061230-4

Ⅰ. ①失…　Ⅱ. ①徐…　Ⅲ. ①失眠－中西医结合－治疗
Ⅳ. ①R749.7

中国版本图书馆 CIP 数据核字（2019）第 090551 号

责任编辑：陆纯燕　孙　曼 / 责任校对：杨　赛
责任印制：黄晓鸣 / 封面设计：殷　靓

科 学 出 版 社 出版
北京东黄城根北街 16 号
邮政编码：100717
http://www.sciencep.com

广东虎彩云印刷有限公司印刷
科学出版社发行　各地新华书店经销
＊

2020 年 1 月第 一 版　　开本：787×1092　1/16
2024 年 8 月第十三次印刷　　印张：11 3/4
字数：257 000

定价：65.00 元
（如有印装质量问题，我社负责调换）

王序

我们团队从事睡眠领域中的失眠症临床科学研究已三十年，失眠症从一个不起眼的小症状，到如今已经成为社会流行病。今日先睹我们的团队，联合中西医同道，共同合作完成了《失眠症的中西医结合治疗》一书，有幸感慨作序。

睡眠与觉醒原本是人体正常的生理节律，如今睡眠问题却成了社会问题，而失眠症是最常见的睡眠问题。Meta 研究结果显示，普通人群的失眠症的年发生率高达 50%，达到诊断标准的失眠症年发生率为 5%左右。失眠不但是独立的睡眠障碍，还是许多精神疾病的前驱症状和重要的维持因素，影响人们的工作和学习等社会功能。此外，失眠症呈现慢性化病程，流行病学研究显示 44%的严重失眠持续 10 年以上。严重的失眠问题对个体和社会造成了沉重的经济负担。

我们上海市中医医院中医睡眠疾病研究所失眠科，对失眠症的临床研究始于 20 世纪 90 年代初，从临床实践中逐步认识到对于以失眠为主症的疾病及其相关疾病，除重视失眠症的处理外，必须同时注意对伴有其他夹杂症者予以相应的诊断、辨证和处理，才能充分发挥中医的临床特色和优势，也能弥补当代西医临床分科过细、不重视患者整体情况、分而治之的薄弱环节。这些特点在该书的历史沿革与发展、疾病鉴析和医案等方面，都有突显。

数十年来，我们不忘初心，始终坚持以继承为基础、创新为灵魂、发展为目的，以推动睡眠医学事业为己任，积极开展睡眠医学相关领域的中医药临床、科研、教学，以及学科、人才等方面建设，并取得了一些阶段性成果。凡是过去，皆为序曲，来日方长，责任重大。望读者多读经书，活用现书，脚踏实地，携手共进，为创建更好的未来而努力奋进。

2018 年 8 月

张序

《失眠症的中西医结合治疗》一书即将出版，该书是在"上海市进一步加快中医药事业发展三年行动计划——上海市神志病中医临床基地建设项目"的支持下成稿的，也是科学出版社"专病中西医结合诊疗丛书"之一。

现有资料显示普通人群失眠症的年发生率高达 50%，达到诊断标准的失眠症年发生率为 5% 左右。失眠症不但是独立的睡眠障碍，还是许多精神疾病的前驱症状和重要的维持因素，影响了患者的工作和学习等社会功能。此外，失眠症呈现慢性化病程，流行病学研究显示 44% 的严重失眠持续 10 年以上。这些特点决定了失眠症对个体和社会构成了严重的经济负担。所以全社会应普遍重视睡眠问题并积极进行防治应对。

上海市中医医院是一所三级甲等综合型医院，以中医为主要特色，中西融汇，在传承中不断创新发展。其隶下的中医睡眠疾病研究所，经过近三十年的学科建设与发展，现已在中医睡眠疾病和神志病临床研究领域成为有稳定的研究方向、专业的临床研究团队、一流的临床诊疗水平、重大项目研究的能力和良好综合支撑条件的边缘交叉性领先学科的重点建设单位。失眠症的临床研究作为国家临床重点建设专科和学科，中医学在该方面有其独特的诊疗思路和防治手段，根据中医学"脑主神明""肝主情志""心主血脉"的学术观点和理论，该研究所创"从肝论治"法治疗失眠症及其相关内科疾病取得了较好的疗效。

该书主编徐建长期从事失眠症的临床研究，特别是运用中西两法开展临床治疗，具有较高的造诣，现组织了当今中西结合各路专家，尤其是上海市中医医院中医睡眠疾病研究所团队成员，经过近三十年临床科研实践，又经过一年余辛勤编写和修改，该书如今付梓。该书内容丰富，结构合理，又具有理论性、实践性、创新性、耐读性，余谨向各位同仁推荐。该书可为广大临床医务工作者，或从事脑病、神志病临床专科专病研究人员及在读医学本科生、研究生等提供参考。

不积跬步，无以至千里。任重道远，行者将至。今有幸为该书作序，并乐于为同道推荐。

上海市中医药管理局副局长

2019 年 1 月

失眠症的中西医结合治疗

前言

三十年前失眠症只是个不起眼的小病，如今却成了社会流行病、临床常见病。我们从事失眠症临床研究已近三十年，对失眠症的临床研究起步于 20 世纪 90 年代初，由全国名老中医王翘楚教授领衔创立的失眠专科。在此基础上，2003 年成立了中医睡眠疾病研究所，并且失眠专科被评为上海市睡眠疾病优势专科，2009 年下半年被列入国家中医药管理局中医药优势学科继续教育基地，2010 年王翘楚工作室被国家中医药管理局人事教育司授予"全国名老中医药专家传承工作室"。经过近三十年的不懈努力和建设，我们从事的失眠症临床研究如今已发展为集临床优势专科、中医睡眠疾病研究所、名老中医学术经验传承工作室"三位一体"为构架的新兴临床学科，目前为国家临床重点专科，国家中医药管理局重点学科、专科；中医睡眠疾病研究所为国家中医药管理局中医药优势学科继续教育基地，上海神志病中医临床总基地，上海中医药大学创新团队，中国睡眠研究会中医睡眠医学专业委员会主委单位和挂靠单位，中国医师协会睡眠医学专业委员会中医学科组组长单位，上海市中医药学会神志病分会主任委员单位。

本书编写组组织了当今中西结合各路专家，经过一年余辛勤编写和修改，如今付梓。本书介绍了中医学对于失眠症的认识与发展和目前国内外对该病发病机制的研究现状及最新的诊断标准，突出中西医结合防治失眠症的诊疗思路、辨证论治的优势及遣方用药的特色，并根据国内外前沿研究进展，结合中医药对失眠症的诊疗优势、遣方用药和临床医案分析等进一步深入了解失眠症的相关知识，能够使读者通过阅读本书对失眠症有全面的认识，为其今后临床、科研工作带来启示。由于编委会成员来自临床各科，虽经验丰富，但时间仓促，难免会有不足之处，敬请读者斧正。

编　者

2018 年 10 月

目录

失
眠
症
的
中
西
医
结
合
治
疗

药理学实验研究篇

基 础 篇

第一章 睡眠医学概述

第一节 睡眠医学发展史

睡眠占据了我们人生的 1/3，是人类最重要且基础的生理活动。因此，自古以来人类就对睡眠和梦有所研究、讨论。根据最新的国际睡眠疾病分类，外在或内在因素导致的睡眠疾病已达九十余种，除了临床患病率极高的失眠障碍、睡眠呼吸暂停综合征外，一些少见的发作性睡病也逐渐被重视起来，并且发现睡眠障碍会引发其他疾病。

一、睡眠与觉醒机制

从古至今不断有科学家研究睡眠的发生机制。早在 2000 多年前，亚里士多德认为睡眠是由于机体白天活动导致代谢产物蓄积的结果，在睡眠时可将其部分清除。1834 年，苏格兰医生 Robert Mac Nish 出版了《睡眠的哲学》一书，明确提出睡眠是一个被动过程，觉醒是一个主动过程，而睡眠的发生则是由于觉醒的终止。1935 年，比利时神经生理学家 Bremer 观察了猫脑干不同水平横切后脑电图和瞳孔的变化，即孤离脑（在上、下丘脑之间做中脑完全横切）和孤离头（在延髓与脊髓交界处横切）实验，结果仍然认为睡眠是由于脑缺乏感觉激动而引起的被动过程。

1913 年，法国生理学家 Legendre 和 Pieron 的实验结果为此提供了证据。他们将剥夺睡眠 6～12 天后出现深度睡眠的犬的脑脊液注入正常觉醒的犬的脑室内，使后者进入睡眠状态。Pieron 认为这是脑内某种物质积聚引发的睡眠，他将这种假设中的内源性催眠因子命名为催眠毒素（hypnotoxin）。20 世纪 60 年代，Papen Heimer 等在剥夺睡眠的山羊的脑脊液中提取到一种肽类物质，将其灌注到山羊、猫、大鼠、兔的脑室后，可以引发非快速眼动睡眠，这种物质被称为"睡眠因子"。随着生物技术的发展，目前已经确定 5-羟色胺、去甲肾上腺素和乙酰胆碱等神经递质参与睡眠与觉醒的调节过程。中缝核头部的 5-羟色胺能神经元参与睡眠与觉醒的调节过程。中缝核头部的 5-羟色胺能神经元参与产生和维持非快速眼动睡眠，而蓝斑核尾部的去甲肾上腺素能神经元及低位脑干背盖部的乙酰胆碱能神经元则在中缝核尾部 5-羟色胺能神经元的触发下，产生快速眼动睡眠。进一步研究还发现，参与睡眠与觉醒体液调节的物质还有免疫因子、激素和肽类物质等。

1931 年，瑞士学者 Hess 发现用低频电刺激猫的丘脑，能导致猫深睡，若刺激下丘脑后部能导致猫觉醒，提示睡眠与觉醒机制是一个双重调节系统，包括开启觉醒状态和开启睡眠状态两部分。

1985年，Batini在探讨网状结构上行激活系统功能时发现，脑干网状结构的头端含有维持觉醒所必需的神经元；而脑干尾侧则包括能诱发睡眠的特定区域。随后证明，脑干内存在特定的睡眠诱导区，即位于脑桥中央水平与延髓尾侧之间，包括中缝核、孤束核、蓝斑，以及网状结构背内侧的一些神经元。这些核团发出的上行纤维会对脑干网状结构的上部产生抑制性的影响。

近年来研究发现，这些结构共同组成了脑干上行网状抑制系统，脑干上行网状抑制系统与上行网状激活系统功能的动态平衡，调节着睡眠与觉醒的相互转化。因此，睡眠是中枢神经系统产生的主动调节过程这一理论已经获得公认。又有研究发现哺乳类动物体内存在8个生物钟基因，其中 *hPER2* 基因可能与人的睡眠时相提前综合征有关；*hPER3* 基因可能与人睡眠时相延迟综合征有关，并揭示了动物和人体的生物钟主要位于视交叉上核，通过底室旁带和下丘脑室旁核控制睡眠-觉醒昼夜节律，其与其他生物节律并不同步；除视交叉上核外，在中枢和外周尚存在着控制其他生物节律及睡眠-觉醒周期的结构，如松果体等。

二、多导睡眠监测

20世纪初期研究者曾用听觉、视觉或痛觉刺激的方法，根据受试者觉醒所需要的刺激强度来判断受试者的睡眠深浅。而现代睡眠医学的推动主要源于大脑皮质电活动的发现。1929年德国精神病学家 Berger 看到电鳗发出电气，认为人类身上必然有相同的现象，其记录头皮上的脑电活动并可用电脑记录受试者连续自然的睡眠情况，使结果更为可靠。这一发现推进了睡眠医学的前进，至此对睡眠的研究已有了初步的客观标准。

20世纪70年代，斯坦福大学睡眠医学中心及法国神经病学与精神病学专家首次在整夜睡眠研究中应用呼吸循环传感器，并同时记录受试者脑电图、肌电图、眼动图、心电图、呼吸气流与呼吸运动图和阴茎勃起功能等多项生理指标。1974年，Holland将其命名为多导睡眠图（polysomnography，PSG）。而如今的多导睡眠图已能记录并分析睡眠时各种生理参数，对睡眠障碍、睡眠呼吸紊乱和睡眠呼吸暂停综合征等疾病进行分析、诊断，可记录并分析脑电图、心电图、眼动图、肌电图、胸腹式呼吸运动、鼾声、脉搏、血氧饱和度、脉搏波、呼吸频率、体位等睡眠呼吸参数。多导睡眠图在世界睡眠研究界已成为诊断睡眠障碍疾病的"金标准"。

三、睡眠分期的发现

多导睡眠图的问世对睡眠医学的发展具有决定意义。之前有很长一段时间认为，睡眠状态仅与脑电图的同步化慢波相联系，睡眠是一个单一的进程。而在 1953 年，借助于早期的多导睡眠图技术，美国芝加哥大学的 Kleitman 和 Aserinsky 通过观察婴儿眼球运动发现，人类的睡眠不是一个均一状态，而是由两个不同的时相周期交替形成的。他们第一次观察并描述了快速眼动睡眠，即一种深度睡眠伴有眼球快速水平运动的状态。此基础上，他们发现除眼球快速运动外，快速眼动期内容更为复杂。在此睡眠期间，各种感觉功能进一步减退，以致较难唤醒；骨骼肌反射活动和肌紧张进一步减弱，肌肉几乎完全松弛；自主神经功能下降但不稳定，有血压升高、心率增快、呼吸加快和不规则等情况。快速眼动睡眠这一特点可能是某些疾病如心绞痛、心肌梗死等在夜间突然发作的部分原因。1957 年，Kleitman 和 Dement 进一步将非快速眼动睡眠分为 4 期，分别是入睡期、浅度睡眠期、中度睡眠期、深度睡眠期。

1962 年，法国的 Jouvet 发现，动物在快速眼动睡眠期间还伴随着肌肉紧张的消失，取名为异相睡眠。快速眼动睡眠期的发现，引起临床与基础研究工作者的广泛关注，许多科学家在此基础上进行了深入研究。至此睡眠的发生机制、生理意义和睡眠与梦的关系等研究有了飞速发展，人们对睡眠的本质有了新的认识。

2007 年，美国睡眠医学会（American Academy of Sleep Medicine，AASM）在众多专家的共同努力下，经多方研究与论证制定了新的睡眠判读指南。新指南沿用了旧标准中有关睡眠分期的基本划分规则，但将非快速眼动睡眠中的 3 期与 4 期合称为非快速眼动 3 期睡眠，不再对其进行进一步划分；另外，新指南虽对每一睡眠分期的基本判读规则未作变动，却对每一分期的起始与结束部分做了详细注解，并提出了部分变更。新指南对技术条件做了详细要求，尤其针对睡眠呼吸事件部分做了较多变更。

四、睡眠障碍的近代临床研究

在西方，早期有关睡眠医学和睡眠研究中最突出的重要观察，是 Economo 关于"昏睡病"的记录和 Pavlov 在条件反射实验中观察到的犬陷入深睡眠的现象。

1880 年，Gelineau 首次报道了发作性睡病，完整收集并表述了相关症状。1960年，Vogel 首次正式报道了发作性睡病患者存在睡眠始发的快速眼动现象。1963 年，Fischgold 在巴黎主持召开了睡眠研讨会，来自法国、意大利、比利时、德国和荷兰的学者特别关注睡眠相关性癫痫、梦游症与夜惊。1965 年 Fischgold 出版了《夜间正常睡眠与病理性睡眠》一书。为了解睡眠减少对机体生理功能的影响，Patrick 和 Gilbert 首次对人进行睡眠剥夺研究。以后许多研究表明，睡眠剥夺可对人多项心理、生理功能产生重要影响。

1956 年，Burwell 等将嗜睡和过度肥胖等一组症状，命名为 Pickwickian 综合征。1965 年，有了关于睡眠呼吸暂停综合征的报道。1972 年，Christian Guilleminault 教授经大量研究证明，白天睡眠过多是睡眠呼吸暂停综合征的主要症状。为了进行白天睡眠时长的量化，Hoddes 及其同事设计了斯坦福嗜睡量表（stanford sleepiness scale，SSS）

来评测嗜睡程度。20 世纪 80 年代，持续气道正压通气（continuous positive airway pressure，CPAP）技术及悬雍垂-腭-咽成形术开始用于治疗睡眠呼吸暂停综合征。此后又有 Mary Carskadon 博士发明多次小睡睡眠潜伏期试验（multiple sleep latency test，MSLT）以评价发作性睡病及阻塞性睡眠呼吸暂停综合征的睡眠情况，并对儿童进行了睡眠研究。

1990 年第一次出版《睡眠障碍国际分类》第 1 版（ICSD-1），随着对睡眠障碍性疾病认识的不断加深，国际睡眠医学界经过反复的讨论与修改，于 2005 年发布了新版《睡眠障碍国际分类》第 2 版（ICSD-2），将睡眠障碍分为八类：①失眠；②呼吸相关睡眠障碍；③非呼吸相关的睡眠障碍所致白日过度睡眠（主要包括发作性睡病）；④昼夜节律失调性睡眠障碍；⑤异态睡眠（梦游症、夜惊、意识模糊性觉醒、快速眼动期行为障碍、梦魇等）；⑥运动相关睡眠障碍（不宁腿综合征、周期性肢体运动障碍、睡眠相关腿痛性痉挛、睡眠相关磨牙）；⑦独立症状、正常变异和尚未定义项目；⑧其他睡眠障碍（未做出特异诊断）。

五、睡眠医学组织机构和学术研究发展

20 世纪 60 年代，美国已经出现睡眠相关的机构并开展睡眠的临床和科研工作。1972 年，欧洲睡眠研究会成立，每 2 年举办一次睡眠相关会议。1978 年，美国建立了国家睡眠障碍研究中心（National Center on Sleep Disorder Research，NCSDR）。1987 年，美国成立了国际睡眠研究会联盟，近年更名为国际睡眠研究及睡眠医学会联盟（World Federation of Sleep Research & Sleep Medicine Societies，WFSRSMS）。美国睡眠医学会成立，并推动了世界睡眠医学的兴起。

1987 年，世界睡眠研究联合会成立，随后出版了《睡眠》（*Sleep*）和《睡眠研究》（*Sleep Research*），以及睡眠医学的第一本教科书《睡眠医学理论与实践》（*Principles and Practice of Sleep Medicine*）。随后各种睡眠专业的杂志迅速兴起，2005 年，发行了《睡眠医学理论与实践》（第四版）［*Principles and Practice of Sleep Medicine（Forth Edition*）］，被誉为睡眠医学领域"圣经"，同年发行了《睡眠疾病国际分类》（*International Classification of Sleep Disorders*）第二版，除了反映该领域的最新成果，还特别突显了临床医学实用的特点。2007 年，美国睡眠医学会发表了新的睡眠分期手册。

1994 年，亚洲睡眠研究会（Asian Sleep Research Society，ASRS）成立，如今已有 12 个成员国，中国也是其中之一。为促进临床睡眠医学的国际交流，世界睡眠医学联合会（World Association of Sleep Medicine，WASM）于 2004 年成立。由中国中医科学院牵头组织的世界传统与现代睡眠医学会在香港地区注册，并于 2007 年在北京举办了首届睡眠医学与人类健康生态国际论坛暨睡眠健康与相关疾病研讨会。2008 年，又举办了第二届国际睡眠医学大会。2010 年，中国医师协会成立了睡眠医学专家委员会，组织全国睡眠医学专业医师的培训工作。

现如今北京已经有 20 多家医院建立了睡眠中心，几乎全国各省市均建立了睡眠中心，初步形成了睡眠临床研究的队伍。2010 年，中国国家自然科学基金首次设立医学部，将睡眠呼吸障碍、睡眠与睡眠障碍正式列入学科，并提供必要的研究经费。

六、睡眠障碍的治疗

1930 年，强效兴奋剂用于治疗发作性睡病，1960 年起，抗猝倒药物用于临床，后来发现三环类药物也可以缓解猝倒、睡眠麻痹和入睡前幻觉，并能有效地减少发作次数。目前常用于治疗发作性睡病的药物有苯丙胺、莫达非尼、氟西汀等，可以使大部分发作性睡病患者从中受益。

手术与物理治疗多用于睡眠呼吸障碍方面。睡眠呼吸障碍是现代睡眠障碍领域中重要分支。由于睡眠呼吸障碍机制主要是上呼吸道阻塞，因此，Kuhlo 等针对特别肥胖者，首创气管切开术以绕过肥胖者睡眠时的上呼吸道阻塞，由此开创外科治疗阻塞性睡眠呼吸暂停疾病的先河。1981 年 Fujita 等提出悬雍垂-腭-咽成形术，之后手术方式和手术效果不断提高，形成无创通气技术。同年，Colin Sullivan 发明了 CPAP 呼吸机，并报告了使用经鼻持续呼吸道正压通气技术成功治疗阻塞性睡眠呼吸暂停疾病的结果，之后便携式呼吸道通气装置等新产品也不断问世。

1860 年首先用水合氯醛治疗失眠症；1870 年开始用溴剂如三溴合剂治疗失眠症，并取得一定效果；1880 年用副醛治疗失眠症和小儿惊厥；1903 年，治疗失眠症的巴比妥类药物上市，后又用于治疗惊厥；1960 年用苯二氮䓬类药物治疗失眠症；1980 年开始使用环吡咯酮类（佐匹克隆）和咪唑吡啶类（唑吡坦）；1994 年开始使用扎来普隆。目前正在进行研究开发治疗失眠症的西药多围绕作用于 γ-氨基丁酸（γ-aminobutyric acid，GABA）受体或多巴胺类受体，多项实验研究提示有治疗作用但尚缺乏机体试验的可能有效的靶药物，包括食欲肽拮抗剂、促肾上腺皮质激素调节因子化合物、促甲状腺素释放激素激动剂、H_3 受体激动剂等。三环类抗抑郁药具有镇静作用，曾用于治疗继发于抑郁的失眠症，但此类药物安全性差，目前已被选择性 5-羟色胺再摄取抑制剂所替代，特别是某些具有镇静作用的抗抑郁药物，能够显著改善患者主观和客观睡眠质量。现在临床常用的药物有帕罗西汀、舍曲林、米氮平、曲唑酮和阿米替林等。褪黑素是由松果体腺分泌的一种物质，由 5-羟色胺代谢产生，具有一定的诱发睡眠作用，阿戈美拉汀是褪黑色素 1、褪黑色素 2 受体激动剂，具有独特的药理机制，即调节睡眠-觉醒周期，因而可在晚间调节患者的睡眠结构，促进睡眠，主要用于治疗生理节律紊乱引起的睡眠节律障碍，包括睡眠时相延迟综合征、时差反应、倒班工作所致失眠症等，治疗老年人失眠效果较好。

精神振奋药临床可用于治疗白日过度嗜睡的患者，可提高醒觉和抑制快速眼动睡眠。常用药物有咖啡因、哌甲酯、匹莫林、甲氯芬酯、莫达非尼等。

原发性不宁腿综合征的一线治疗药物包括多巴胺受体激动药（如罗匹尼罗、普拉克索、罗替高汀）和抗惊厥药（如加巴喷丁缓释药、普瑞巴林）；继发性不宁腿综合征主要以病因治疗为主。

七、中医睡眠医学的发展

自古以来中医治疗失眠症的疗效显著，中医学将失眠症称为"不得卧""不得眠""目不瞑""不寐""失寐"等。

中医学关于睡眠有多种学说。睡眠的阴阳学说形成源于《黄帝内经》（以下简称《内经》）。《灵枢·口问》曾云："阳气尽，阴气盛，则目瞑""阴气尽，而阳气盛，则寤矣"，叙述了正常的睡眠与自然阴阳消长的动态平衡是密切相关的。而失眠症的病机，正如吴鞠通于《温病条辨》中所言"阳入于阴则寐，阳出于阴则寤"。而之后的《医效秘传》将病后失眠症的病机分析为"夜以阴为主，阴气盛则目闭而安卧，若阴虚为阳所胜，则终夜烦扰而不眠也"。《类证治裁》曰："阳气自动而之静，则寐；阴气自静而之动，则寤；不寐者，病在阳不交阴也。"此处明确指出失眠症与机体的阴阳失调有关。失眠症的基本病机为阳不入阴，这也是被后世广为接受的理论。按照《内经》的理论，阴阳不通、阴阳不交是失眠症的根本病机。阴阳不交而致失眠症的原因大体可分为三类：一为阴液亏虚，机体阴液不足，不能敛阳，导致阳气浮于外，故而失眠；二为阳气过盛，阳气太盛致机体阴液相对不足，阴不制阳，阳气浮越于外而不眠；三为外邪阻碍交通，即机体的湿痰瘀血等病理产物阻碍了"阴阳交通"的道路，阴阳不交则失眠。睡眠的阴阳学说认为，阴平阳秘，精神乃治，阴阳交泰，起居有常。

《灵枢·营卫生会》云："壮者之气血盛，其肌肉滑，气道通，荣卫之行，不失其常，故昼精而夜瞑。老者之气血衰，其肌肉枯，气道涩，五脏之气相搏，其营气衰少而卫气内伐，故昼不精，夜不瞑。"《景岳全书》曰："不寐证虽病有不一，然惟知邪正二字则尽之矣。盖寐本乎阴，神其主也，神安则寐，神不安则不寐。其所以不安者，一由邪气之扰，一由营气之不足耳。"寐者本乎营阴，由心神所主。不寐者不外乎二因：一则邪气干扰，使卫阳浮越；一则营气不足，致卫气内伐。《灵枢·营卫生会》阐述了营卫失和是不寐的主要病机。

卫气不得入于阴而致不寐。正常情况下，《灵枢·邪客》中提到，卫气是"昼日行于阳，夜行于阴"，说明卫气有规律地行于阳而入于阴是人昼寤夜寐的基础。《灵枢·大惑论》认为，人之不寐乃是因为"卫气不得入于阴，常留于阳"。《灵枢·邪客》曰："厥气客于五脏六腑，则卫气独卫其外，行于阳，不得入于阴。行于阳则阳气盛，阳气盛则阳跷陷，不得入于阴，阴虚，故目不瞑。"阴阳失和是导致失眠的关键所在，而卫不入阴是根本。当机体遭受外界各种邪气侵袭，脏腑之气受到干扰后，卫气奋而抗邪于外，不能入于阴分，则形成卫气浮盛于体表，脏腑之精气虚于内，神气不得内守，因而不得眠。

巢元方在《诸病源候论》中提到"大病之后，脏腑尚虚，荣卫未和，故生于冷热。阴气虚，卫气独行于阳，不入于阴，故不得眠"。

《古今医统大全》有云："痰火扰乱，心神不宁，思虑过伤，火炽痰郁而致不眠者，多矣。有因肾水不足，真阴不升，而心阳独亢，亦不得眠；有脾倦火郁，夜卧遂不疏散，每至五更，随气上升而发躁，便不成寐。此宜快脾发郁、清痰抑火之法。"故五脏皆可导致不寐。

心主血，藏神，与人的精神活动关系最为密切，人之寐寤也由心神掌控，一旦心神被扰就会发生不寐。心主血藏神而赖血以濡养于心，心失血养则无法安宁而神不归舍，故心慌、心悸而不寐。造成心神不宁的因素除邪热扰心、心气亏耗等与心有关的病证外，也与其他脏腑关系密切。心、肺同属上焦，心火不降，反而上灼肺金，肺气虚弱则行血无力，肺气壅塞，易导致心血瘀阻，而心阳不振也会引起胸闷咳喘而导致卧不安；心主血而脾生血，"思出于心，而脾应之"，心气不足，行血无力，或脾气虚损，思虑过度，导致眩晕失眠；心藏神而肝主疏泄、调畅情志，人的情志调节主要依靠心、肝两脏，心神不安、肝气郁结则抑郁不寐，心火亢盛、肝火亢逆则急躁易怒，心烦失眠；心肾相交，水火既济，精神互用，君相安位，肾精日耗，无以上济，心火更旺，神魄外游，故不寐。

脾为后天之本，是气血生化之源，上能滋养心神，下可充养肾精。脾主四肢，居中央以运四方；脾主运化水谷，脾阳不振，则水谷运化失常，食欲不振，腹部胀满不适，四肢乏力，气血日渐消耗。《类证治裁》认为"思虑伤脾，脾血亏损，经年不寐"，提出了劳倦、思虑过度是导致失眠症的原因。早在《内经》中便有"胃不和则卧不安"之说。明代张介宾有云"今人有过于饱食或病胀满者，卧必不安"，由于脾胃的运化不足，气机受阻所致卧不安；《张氏医通》亦有"脉滑数有力不眠者，中有宿食痰火，此为胃不和则卧不安也"，提出了宿食痰火所致卧不安的理论；《医学心悟》中有"有胃不和则卧不安者，胃中胀闷疼痛，此食积也，保和汤主之"，说明食滞引起胃不和而致失眠症。

人卧则血归于肝，魂亦随之回归于肝，潜藏、涵养于血中，人体渐渐入眠。若魂不归舍之时，则出现病态的兴奋状态。肝不藏血主要因为肝的阴血亏虚和肝的疏泄失常。治则为肝血亏虚者补之，气血郁滞者疏之，阳气亢奋者镇之。

近代医家多从五脏论失眠症。丁甘仁曾将不寐治法分为9种：和胃化痰，交通心肾法；化痰息风，和胃安神法；养血柔肝，和胃安神法；柔肝潜阳，和胃安神法；育阴潜阳，交通心肾法；滋补肝肾，固精潜阳法；益肾清心，涤痰安神法；清肝化痰，交通心肾法；益气养阴，柔肝化痰法。施今墨将临床常见的不寐分为12型：心脑不足型、脑肾不足型、阴虚型、血不上荣型、心脾两虚型、心肾不交型、肝阳上亢型、肝郁气滞型、冲任失调型、胆热型、肝郁虚热型、胃肠积滞型。

近年来，中医对于失眠症的诊疗正逐步趋于规范化。中国中医科学院和上海中医药大学附属市中医医院等单位对失眠症的中医症状、证候辨证诊断和疗效评价规范的

基础篇

标准化进行了系列研究，以国际通用的美国匹兹堡睡眠质量指数、国家中医药管理局《中医病证候诊断疗效标准》、卫生健康委员会《新药（中药）临床研究指导原则》中失眠症（5个）辨证分型、《中医睡眠医学》中的9个辨证分型和上海市中医失眠症诊疗方案中（6个）辨证证型量化评分法工作经验为基础，参考《中国失眠的定义、诊断及其治疗专家共识》，确定失眠症的中医评价标准，结合其他失眠症的评价量表，如阿森斯失眠量表、生存质量表、失眠症临床评价表等，进行了有效的临床研究，上海市中医医院还牵头承担了中华中医药学会失眠症临床指南的编写工作。实践证明，中医学有助于提高患有失眠症人群的生活质量，减少与失眠症相关的精神障碍、心理障碍、亚健康状态、其他内科疾病的发生。

第二节　睡眠的结构

睡眠时脑功能状态并非单一不变，而是呈现显著周期性变化，因此，睡眠常被分为不同时期。正常成年人整夜的睡眠较为稳定，体现出特定的睡眠结构。

一、睡眠分期

对睡眠进行分期主要依赖于脑电记录技术的发展。1953年，美国芝加哥大学在研究婴儿睡眠时发现，婴儿在安静睡眠后出现周期性快速眼球运动。随之证明快速眼球运动时脑电波与觉醒时类似，这一发现明确了人类睡眠存在两种类型，即非快速眼动（non rapid eye movement，NREM）睡眠和快速眼动（rapid eye movement，REM）睡眠，后者被称为快波睡眠（fast wave sleep）或异相睡眠（paradoxical sleep，PS）。1968年Allan Rechtschaffen和Anthony Kales为更准确判断和定量分析睡眠状态，在总结前人研究基础上公布了一项正常睡眠分期的标准划分方法，为近几十年的睡眠研究工作做出了卓越的贡献。2007年美国睡眠医学会在众多专家共同努力下，经多方研究与论证制定了新的睡眠判读指南。新指南沿用了旧标准中有关睡眠分期的基本划分规则，但将NREM睡眠中的3期与4期合称为NREM睡眠3期，不再对其进行进一步划分。目前，可以根据多导睡眠图、眼动图和肌电图手段明确区分NREM睡眠和REM睡眠。

睡眠可分为清醒期、NREM睡眠期和REM睡眠期。生理学上，一般习惯根据睡眠深度的不同，将人类NREM睡眠分为3期，即NREM睡眠1期（N1期）、NREM睡眠2期（N2期）、NREM睡眠3期（N3期），其中N1期、N2期被称为浅NREM睡眠，N3期被称为深NREM睡眠，它代表R&K睡眠分期标准中的N3期和NREM睡眠4期（N4期），又被称为慢波睡眠（slow wave sleep，SWS）。成年人绝大部分的深 NREM 睡眠出现在上半夜，而下半夜则以浅 NREM 睡眠为主。健康年轻成年人每天每日平均睡眠 8 小时左右，深度 NREM 睡眠的总时间平均不超过"全夜睡眠总时间"的 15%～20%。REM 睡眠脑电活动的特征与觉醒期相似，但 REM 睡眠时眼电活动显著增强，肌电活动显著下降甚至消失，尤其颈后及四肢肌肉的抑制更显著，呈姿势性肌张力迟缓状态，由此可以与觉醒相区别。而根据是否存在眼球运动，REM 睡眠可以分为两种不同类型即时相性 REM 睡眠（以 REM 大量出现为特征）和紧张性 REM 睡眠（不出现 REM）。

二、睡眠结构

正常成人整夜睡眠中 NREM 睡眠和 REM 睡眠交替发生。睡眠是从觉醒状态首先进入 NREM 睡眠，从 N1 期开始，1 期持续 3～7min，然后进入 N2 期，此期持续 10～25min，接着进入 N3 期深睡眠期，此期从几分钟到 1 小时不等。深睡眠期结束后，睡眠又回到 N2 期或 N1 期（浅睡眠期）。然后，转入第一次 REM 睡眠，完成第一个睡眠周期。第一个睡眠周期的 REM 睡眠通常持续时间短暂，一般为 5～10min。随后又顺序地从 NREM 睡眠开始，接着浅（N1 期、N2 期）-深（N3 期）-浅（N1 期、N2 期），进入第二次 REM 睡眠。从一个 REM 睡眠至下一个 REM 睡眠平均相隔时间为 90min，婴儿的时间间隔约为 60min。一般成年人每晚有 4～6 个上述周期。在整个夜间睡眠的后半程，深度 NREM 睡眠逐渐减少，REM 睡眠时间逐渐延长。

除 NREM 睡眠与 REM 睡眠的循环交替外，NREM 睡眠阶段的各期与 REM 睡眠均可以直接转变为觉醒状态。但健康成年人不会直接由觉醒状态进入 REM 睡眠期，而只能转入 NREM 睡眠期，再进入 REM 睡眠期。

第三节　睡眠的生物学基础

睡眠与觉醒是一个相辅相成的过程。受昼夜节律和机体内稳态的影响。近年来学者研究发现，睡眠不只受环境因素影响，还与体内遗传多态性、神经生物学递质有着密切关系。研究者将遗传学模型——斑马鱼、果蝇、蠕虫应用于睡眠的生物学研究，试图解释睡眠的分子调节机制。现达成共识的主要有以下几大分子调节机制。

一、神经递质和神经肽系统

在中枢神经系统中，突触传递最为重要的方式就是神经递质的化学传递。人体大脑内的神经递质主要分为氨基酸类、生物原胺类、肽类及其他类。氨基酸类神经递质主要包括酪氨酸、甘氨酸、谷氨酸、组胺与乙酰胆碱。生物原胺类主要包括肾上腺素、去甲肾上腺素、多巴胺、5-羟色胺。肽类神经递质主要包括内源性阿片肽、P物质、胆囊收缩素、神经加压素、血管升压素、生长抑素、缩宫素和神经肽Y等。其他类主要包括核苷酸类、花生酸类及一氧化氮等。其中在睡眠神经递质中较为重要且研究较为热门的主要包括乙酰胆碱、去甲肾上腺素、多巴胺、5-羟色胺、一氧化氮及组胺等。已有药理学实验证明侧脑室注射腺苷或腺苷类似物，可以增加睡眠时间、减少觉醒次数。Kalinchuk等发现一氧化氮对睡眠的调节作用也是通过腺苷起作用。研究证实，在果蝇体内大脑背侧神经元释放的章鱼胺有类似去甲肾上腺素的作用，激活章鱼胺受体而起到促觉醒作用。神经肽在调节睡眠过程中起着重要的作用。其中研究最多也较为热门的就是食欲肽。实验证明侧脑室注射食欲肽1或食欲肽2可以增加NREM睡眠，减少REM睡眠和慢波时间。此外，食欲肽系统的损伤可以引起患者出现昏睡综合征，且患者脑内脑脊液食欲肽水平有明显降低。另外，神经肽S、神经肽Y、褪黑素等都能对睡眠起到一定的调节作用。

二、细胞内信号因子

细胞内信号因子是调节神经递质的重要下游信号分子，因此在睡眠调节过程起着尤为重要的作用。动物实验证实环磷腺苷效应元件结合蛋白可以促进哺乳动物的觉醒，其作用机制与IL-1、咖啡因、腺苷等睡眠因子关系密切，其中低、中剂量IL-1可以诱导生理睡眠的发生，而高剂量的IL-1有抑制睡眠的作用。另外IL-1可以调控环磷腺苷效应元件结合蛋白mRNA的含量。因此认为IL-1参与调控睡眠觉醒可能与环磷腺苷效应元件结合蛋白信号通路有关。

三、生物钟基因

生物钟是公认的自然界生物体的时间调节系统机制，具有调节睡眠的作用。在果蝇模型中已经确认的生物钟基因包括 period（per）、timeless（tim）、Clock（Clk）、cycle（cyc）、double-time（dbt）、vrille（vri）和 crypto-chrome（cry）等。目前经典的果蝇生物钟基因模式主要通过"转录—翻译—逆转录"机制构成的反馈环路调控。

四、免疫调节

近年来不少学者发现睡眠觉醒与自身免疫能力病理状态有一定的相关性。实验证明在睡眠剥夺的健康成年人中，促炎性细胞因子、趋化因子（如肿瘤坏死因子-α、IL-1、

IL-6、IL-8）的表达均出现上调趋势，并且一定程度上影响突触的可塑性。可以确定的是，IL-1、IL-2、IL-8、干扰素-γ 能够诱导或延长动物的睡眠时间，IL-4、IL-10 有抑制睡眠的作用。

近年来，对睡眠相关调节机制的研究逐渐成为关注的热点，对其作用机制的进一步深入研究也能够为治疗睡眠障碍提供新思路。

第四节　睡眠与觉醒的机制

睡眠与觉醒是根据昼夜节律周期变化，以中枢神经系统为主要驱动力的全身系列生理活动的节律性表现，也是自然界生物常见的基本生命要素，以确保生物体能够更加适应外周环境的变化。昼夜节律，又称为生物钟，是生物体内与时间有关的周期性现象。根据周期长度，可将生物节律分为四种：超昼夜节律、近潮汐节律、次昼夜节律和昼夜节律。20 世纪 80 年代，随着基因工程和 DNA 测序技术的发展和完善，生物钟基因研究技术问世。有研究发现周期基因对应的蛋白质——周期蛋白，其含量变化存在周期性。周期蛋白在夜晚时含量最高，白天最低，变化周期与昼夜节律正好一致，正好为 24h，两者之间存在某种相关性。

一、睡眠与觉醒的内稳态和昼夜节律调节机制

睡眠和觉醒行为的产生有赖于内源性昼夜节律、内环境稳态调节过程与社会和环境因素的相互作用，一天当中大约有 16h 保持清醒状态，8h 处于睡眠状态。内稳态调节机制指睡眠的持续时间和深度由过去一段时间内的睡眠——觉醒情况即睡眠压力所决定。

从单细胞生物到人类，都存在生理和行为上的昼夜节律变化。内源性昼夜节律由遗传决定，这组基因被称为周期基因（period gene），周期基因的高浓度核糖核酸及蛋白使人产生睡意。研究者发现 period 编码的蛋白质 PER 在夜间积聚，白天降解。这种蛋白水平的变化与昼夜节律的变化相同。当周期基因活跃时，周期基因转录出相应的 mRNA 到细胞质中，作为产生 PER 蛋白的模板。PER 蛋白被大量翻译出来后，聚集到细胞核内，与周期基因相互作用，抑制周期基因的活性，产生昼夜节律的反馈调控机制。研究者发现的第 2 个周期基因可以编码正常昼夜节律所需的 TIM 蛋白，TIM 蛋白与 PER 蛋白结合，两种蛋白的复合体进入细胞核，阻断周期基因的活性。另外一个 *double-time* 基因，编码 DBT 蛋白，延缓 PER 蛋白的积聚，从而调控生物钟节律。

随着自然环境、社会因素和工作时间的变化，内源性昼夜节律进行适应性调整，

基
础
篇

光线是人类昼夜节律最强的同步化因子，非光线因素如褪黑素、生理和社会性活动等也有一定相关作用，生物钟对蓝光区域的短波光线最为敏感，光线暴露发生在前半夜时会引起昼夜节律延迟。相反，光线暴露在后半夜或清晨时则会引起昼夜节律提前，而褪黑素引起的昼夜节律改变正好相反，在傍晚时给予褪黑素可使昼夜节律提前，而在清晨时给予褪黑素则使昼夜节律延迟。光线暴露引起昼夜节律是时相提前或延迟的转变点，年轻人出现在体温最低点附近（凌晨4～6时），老年人要稍微更早一点。人类昼夜生物节律中最典型的就是睡眠-觉醒周期。人类每日生理性睡眠过程的变化表现为趋向清醒和趋向睡眠的双相性昼夜节律，下午2～4时睡意增加，随后明显降低、警觉性增加，一直持续到午夜之前。要保持最佳的睡眠和警觉状态，睡眠和觉醒的时间应当与内源性昼夜节律的时间同步，即"日出而作、日落而息"，否则就会发生昼夜节律性睡眠障碍（circadian rhythm sleep disorders，CRSD），引起失眠症和（或）白天过度嗜睡（excessive daytime sleepiness，EDS），影响日间生活质量。

二、睡眠与觉醒的神经生物学基础

任何存在神经元和胶质细胞网络结构的生物体都存在睡眠，睡眠的产生有赖于神经网络结构的调控。

1. 觉醒的神经调控机制

觉醒的维持依赖上行网状激活系统的活动，脑干网状结构、蓝斑核去甲肾上腺素能神经元、中背缝核5-羟色胺能神经元、中脑多巴胺能神经元、脑桥-中脑乙酰胆碱能神经元、下丘脑结节乳头体核组胺能神经元、食欲肽能神经元和基底前脑等众多脑区和递质系统参与了对觉醒的调控。脑干和下丘脑的觉醒促进系统之间亦有广泛的纤维联系，最终上行经基底前脑（腹侧通路）和丘脑（背侧通路）达到大脑皮质，发挥其启动和维持觉醒的效应。网状激活系统中的神经元是清醒调节的中枢。目前发现存在两种上行网状激活通路，分别是来自于脑干外侧被盖核、脚桥被盖核乙酰胆碱能神经元组成的背侧通路，以及来自脑干中缝背核的5-羟色胺能神经元、蓝斑核的去甲肾上腺素能神经元、下丘脑结节乳头体核的组胺能神经元、腹侧导水管周围灰质的多巴胺能神经元组成的腹侧通路。背侧通路通过激活丘脑神经元，经由谷氨酸能的丘脑皮质投射激活皮质而产生脑电活动；腹侧通路由单胺能神经元组成，解剖上行经由下丘脑。此外，清醒状态下皮质激活状态的维持还需要下丘脑神经元、基底前脑乙酰胆碱能神经元参与。外界的感觉信息在丘脑的调节下，通过网状激活通路，上传至清醒维持相关脑区，维持清醒状态。

2. NREM睡眠和REM睡眠的神经调控机制

觉醒、NREM睡眠和REM睡眠受脑内觉醒发生系统、NREM睡眠发生系统和REM睡眠发生系统控制。清醒及睡眠状态的转化通过"触发器"的模式完成，这种模式采用全或无的方式交互性抑制清醒及睡眠相关神经元，从而保持睡眠的连续性，防止在睡眠过程中出现清醒状态。睡眠启动后，位于下丘脑腹外侧视前区、下丘脑前区及基底前脑的神经元激活，并抑制上述觉醒系统的神经元活动，尤其是下丘脑腹外侧视前区内的神经元可以通过抑制性神经递质 GABA 及甘丙肽抑制脑干上行网状系统及下行网状系统中的觉醒神经元的活动而诱发睡眠。NREM 睡眠的发生与上行网状激活系统活动降低，以及下丘脑视前区腹外侧核团神经元、下丘脑前区神经元、基底前脑神经元活动升高相关。

REM 睡眠的发生由脑干外侧被盖核、脚桥被盖核的乙酰胆碱能神经元激活诱发。在觉醒系统的单胺能神经元（如蓝斑核的去甲肾上腺素能神经元、中缝背核的5-羟色胺能神经元）去抑制作用中断后，乙酰胆碱能神经元活性增加，乙酰胆碱释放，出现 REM 睡眠的神经活动特征。而 REM 睡眠中骨骼肌运动的抑制则通过下行延髓网状结构中的谷氨酸能中间神经元完成，这些神经元激活后通过甘氨酸及少量 GABA 的释放，抑制脊髓前角运动神经元，从而产生肌张力降低。

3. 食欲肽促进和维持觉醒

食欲肽在维持觉醒及调节睡眠-觉醒周期中发挥着重要作用。食欲肽是下丘脑外侧食欲肽神经元合成和分泌的神经肽，包括食欲肽 A 和食欲肽 B。食欲肽神经元发出兴奋性投射至除小脑之外的整个中枢神经系统，尤其以高密度投射到下丘脑和脑干的单胺能神经元及胆碱能神经元，激活两种 G 蛋白偶联细胞表面受体食欲肽 1 受体和食欲肽 2 受体，参与睡眠与觉醒调节。

近期研究发现，食欲肽调节睡眠-觉醒周期可能涉及 GABA 受体，特异性敲除食欲肽神经元的 GABA 受体，导致了食欲肽神经元活性的不稳定性和觉醒状态的不连续化。食欲肽可以促进谷氨酸在突触水平的释放。研究食欲肽的下游通路时发现，在小鼠脑和多个表达 G 蛋白偶联受体的细胞系中，食欲肽通过细胞外 Ca^{2+} 内流和涉及 V-ATP 酶和 GTP 酶的溶酶体途径激活 mTOR 通路，调节细胞生长和代谢。

昼夜节律是一个复杂、精密的时空调控网络体系，也是一个进化上的保守过程。对于睡眠与觉醒的发生机制，研究者在不断地探索，理论也在不断地更新发展。

-------------------------------------- 参 考 文 献 --------------------------------------

刁丽梅，刘泰. 2008. 从《黄帝内经》理论浅析失眠的病因病机及治疗原则. 浙江中医杂志，43（2）：73，74.

窦海伟，赵晓东，吴江昀，等. 2015. 浅谈中医对不寐病因病机的认识. 中华中医药杂志，30（11）：4169，4170.

高治国，杨中高. 2013. 睡眠障碍的中西医结合研究进展. 中医研究，26（7）：77-80.

江开达. 2011. 精神药理学. 第 2 版. 北京：人民卫生出版社，539-540.

贾玉，贾跃进，郑晓琳. 2015. 中医对失眠认识的探讨及展望. 中华中医药杂志，30（1）：163-166.

陆林，王雪芹，唐向东. 2016. 睡眠与睡眠障碍相关量表. 北京：人民卫生出版社.

李桂侠，王处渊，周璇梓. 2014. 中医对失眠症病因病机的认识. 世界睡眠医学杂志，1（3）：183-188.

台磊，周相燕. 2010. 关于失眠的药物治疗. 中国医药指南，8（6）：39.

王菡侨. 2008. 美国睡眠医学学会有关呼吸事件的最新判读规则. 中华结核和呼吸杂志，31（9）：653-655.

王雅丽，黄俊山. 2011. 神经递质与睡眠觉醒及学习记忆的关系研究. 医学综述，17（1）：15-18.

赵晓东，时晶，杨益昌. 2011. 失眠的诊断与中西医治疗. 中华中医药杂志，26（11）：2642.

赵忠新. 2003. 临床睡眠障碍学. 上海：上海出版社，25.

张海军，王浩川. 2008. 多导联 EEG 信号分类识别研究. 计算机工程与应用，44（24）：228-230.

张景行. 2007. 睡眠障碍国际分类第二版内容简介. 中国新药与临床杂志，26（10）：772-774.

郑瞻培，高哲石. 2007. 精神科疾病临床治疗与合理用药. 北京：科学技术文献出版社，251，252.

职延广. 2002. 丁甘仁先生治疗不寐证经验. 中国中医基础医学杂志，8（1）：74，75.

中华医学会神经病学分会睡眠障碍学组. 2012. 中国成人失眠诊断与治疗指南. 中华神经科杂志，45（7）：534

中医科学院失眠症中医临床实践指南课题组. 2016. 失眠症中医临床实践指南（WHO/WPO）. 世界睡眠医学杂志，3（1）：8-25.

American Academy of Sleep Medicine. 2005. International classification of sleep disorders. 2nd ed. Chicago，Illinois：American Academy of Sleep Medicine.

American Academy of Sleep Medicine. 2014. International classification of sleep disorders. 3rd ed. Darien，IL：American Academy of Sleep Medicine.

Aserinsky E，Kleitman N. 1953. Regularly occurring periods of eye motility，and concomitant phenomena，during sleep. Science，118（3062）：273-274.

Chemelli R M，Willie J T，Yanagisawa M，et al. 1999. Narcolepsy in orexin knockout mice：molecular genetics of sleep regulation. Cell，98（4）：437-451.

Crocker A，Shahidullah M，Sehgal A，et al. 2010. Identification of a neural circuit that underlies the effects of octopamine on sleep：wake behavior. Neuron，65（5）：670-681.

Earnest D J，Liang F Q，Cassone V M，et al. 1999. Immortal time：Circadian clock properties of rat suprachiasmatc cell lines. Science，283（5402）：693-695.

Espana R A，Baldo B A，Berridge C W，et al. 2001. Wake-promoting and sleep-suppressing actions of hypocretin（orexin）：basal forebrain sites of action，Neuroscience，106（4）：699-715.

Hauri PJ. 1997. Cognitive deficits in insomnia patients. Acta Neurol Belg，97（2）：113-117.

Hendricks J C，Sehgal A，Pack A I. 2000. The need for a simple animal model to understand sleep. Prog Neurobiol，61（4）：339-351.

Irwin M R，Wang M，Campomayor C O，et al. 2006. Sleep deprivation and activation of morning levels of cellular and genomicmarkers of in? ammation .Arch Intern Med，166（16）：1756-1762.

Kryger M H，Roth T，Dement W C，et al. 1989. Principles and practice of sleep medicine. Philadelphia：Sauders.

Kalinchuk A V，Mccarley R W，Porkkaheiskanen T，et al. 2010. Sleep deprivation triggers inducible nitric oxideproduction in active basal forebral neurons. Neurosci，30：13254-13264.

Obal Jr F，Krueger J M. 2003. Biochemical regulation of sleep. Front Biosci，8（2）：520-550.

Peppard P E，Young T，Palta M，et al. 2000. Prospective study of the association between sleep-disordered breathing and hypertension. N Engl J Med，342（19）：1378-1384.

Rechtschaffen A，Bergmann B M，Everson C A，et al. 1989. Sleep deprivation in the rat：X. Integration and discussion of the findings. Sleep，12（1）：68-87.

Shahar E，Whitney C W，Redline S，et al. 2001. Sleepdisordered breathing and cardiovascular disease：crosssectional results of the Sleep Heart Health Study. Am J Respir Crit Care Med，163（1）：19-25.

Shepard J W Jr，Buysse D J，Chesson A L Jr，et al. 2005. History of the Development of Sleep Medicine in the United States. J Clin Med，1（1）：61-82.

Virus R M，Radulovacki M，Green R D，et al. 1983. The effects of Adenosine and 2'-deoxycoformycin on sleep and wakefulness in rats，Neuropharmacology，26（22）：1401-1404.

Wang H，Parker J D，Newton G E，et al. 2007. Influence of obstructive sleep apnea on mortality in patients with heart failure. J Am Coll Cardiol，49（15）：1625-1631.

Yuan Q，Joiner W J，Sehgal A. 2006. A sleep-promoting role for the Drosophila serotonin receptor 1 A. Curr Biol，16（11）：1051-1062.

第二章 现代医学对失眠症的认识

第一节 失眠症的概念及分类

一、定义

失眠症（insomnia disorder）是以频繁而持续的入睡困难和（或）睡眠维持困难并导致睡眠感不满意为特征的睡眠障碍。失眠症可孤立存在，也可与精神障碍、躯体疾病或物质滥用共病，主要表现为入睡困难和（或）睡眠维持困难。后者包括夜间长时觉醒或醒来早于预期的起床时间。失眠症的主要临床亚型为入睡困难和睡眠维持困难的混合型，少数亚型为其中的单一型。随着时间的推移，不同亚型间可不断变化和交替。

失眠症可伴随多种觉醒时功能损害。常见的觉醒时症状包括疲乏、动力减退、注意力及记忆力下降及易激怒和情绪低落。白天嗜睡也是常见症状。但与白天嗜睡比较，失眠相关性嗜睡往往不伴白天非自主性睡眠发作。

二、分类

随着研究的进步，失眠症的分类在不断发展完善。1994 年出版的《美国精神疾病诊断和统计手册》（第 4 版）（DSM-Ⅳ）提出了失眠既是症状又是疾病的概念，并维持了近 20 年。它将失眠分为原发性、继发性和相关性三类。原发性失眠通常是指缺少明确病因，或在排除有可能的病因之后仍遗留失眠症状者。继发性失眠是指因躯体疾病、精神障碍、物质滥用等引起的失眠。相关性失眠是指其他原发性睡眠障碍，如睡眠呼吸紊乱、睡眠运动障碍等引起的失眠。基于原发性与继发性失眠分类的观点，2005 年发布的《睡眠障碍国际分类》（第 2 版）（ICSD-2）将失眠分为 11 类：适应性失眠、心理生理性失眠、矛盾性或错误感知性失眠、特发性失眠、精神障碍所致失眠、睡眠卫生不良、儿童行为性失眠、药物或物质诱导性失眠、躯体疾病所致失眠、非器质性失眠（未分类的非物质或已知生理情况引起的失眠）和未分类器质性失眠。ICSD-2 描述的原发性失眠亚型有心理生理性失眠、特发性失眠、不适当睡眠卫生、矛盾性失眠和儿童行为性失眠，并将它们分别作为诊断名称，但在临床中只满足这些类型之一诊断标准的患者很少。在 ICSD 之中对单个睡眠障碍只设定了最高诊断标准，而没有最低诊断标准，因此如果不能满足全部标准，就无法诊断为何种睡眠障碍性疾病。由于一些症状与所谓原发性或继发性失眠的相关特征重叠，使鉴别各种失眠类型意义不大。

近年来达成一致的观点认为，即便"继发"于其他疾病的失眠，也常随病程的延长而发展为一个独立的失眠过程，甚至在所谓的"原发"疾病得到控制后，失眠仍然可以成为一种有临床意义的持续病程。基于这样的观点，2013年发布的《美国精神疾病诊断和统计手册》(第5版)(DSM-5)将失眠的名称合并为失眠障碍。这种指导思想强调即使失眠伴有非睡眠障碍性精神共病（包括物质使用障碍）、其他内科共病和其他睡眠障碍，仍然与单纯失眠使用同一编码（780.52/G47.00)。DSM-5还强调用此编码要同时编码对应的精神障碍、内科疾病和其他睡眠障碍。满足DSM-5中"继发性失眠"诊断标准的患者要同时给出两个诊断。DSM-5将失眠障碍按时间分为阵发性、持续性及复发性失眠障碍。阵发性失眠障碍症状至少1个月但少于3个月。持续性失眠障碍症状持续3个月或更长。复发性失眠障碍1年内发作2次（或更长）。

《睡眠障碍国际分类》(第3版)(ICSD-3)于2014年发布，它将失眠根据病程分为慢性失眠、短期失眠及其他失眠。后者仅在患者不能满足慢性失眠和（或）短期失眠的情况下做出诊断，需慎重使用。短期失眠和慢性失眠的区别在于病程是否≥3个月，以及频度是否≥每周3次。将原版本中所有慢性失眠归为慢性失眠障碍（chronic insomnia disorder，CID）这一诊断类型。CID的特征是存在慢性病程伴日间功能损害的睡眠起始和（或）睡眠维持障碍。将适应性失眠诊断为短期失眠障碍（short-term insomnia disorder，STID），STID的特征是主诉睡眠与觉醒障碍，但是不能满足CID最小频度和持续时间标准，同时存在具有临床意义的睡眠不满足或觉醒时的功能损害。而将未分类的非器质性和器质性失眠合并为其他失眠障碍（other insomnia disorder，OID)。OID具有非特异性的性质，仅用于那些少见病例，即存在睡眠起始和维持困难，但不能满足CID或STID的诊断标准，有必要受到临床关注的失眠症人群。

第二节　失眠症的患病率

根据不同的评价标准，失眠症状或者失眠症的现患病率为4%~50%。2006年中国睡眠研究会在6个城市中的研究结果表明，中国内地成人失眠症状患病率高达57%。这个比例远超过欧美等发达国家。采用相对严格的诊断标准，2003年在北京市进行的随机抽样调查中，普通成人失眠症的患病率在9.2%。2012年一项对荷兰睡眠障碍的流行病学调查显示，2089名参与调查者中失眠占8.2%，睡眠障碍和睡眠不足呈现高发病率趋势，值得关注的是，女性、青少年患病率最高。在儿童中，失眠症也呈现出逐渐增长的发病趋势。最近美国儿童与青少年精神病学会成员对睡眠障碍的一项研究表明，有 1/3 的患者睡眠不足，其中 1/4 需要药物治疗。一项针对大学生睡眠状况的调查显示，1074 名大学生中有 9.5%的学生满足慢性失眠症的诊断标准。

第三节　失眠症的发病因素

　　目前"3P"模型（易感因素、促发因素和维持因素）是解释慢性失眠发生发展的理论基础。慢性失眠症患者通常具有失眠易感性，即易感因素，包括生物学因素（基础代谢率增高、高反应性情绪、睡眠与觉醒相关性神经递质改变）和心理因素（有易紧张或过度沉默的倾向）。当促发因素出现时往往导致失眠的发生。促发因素可以来自一般社会因素，如与床伴作息时间不一致、作息时间睡眠不规律（育儿、倒班）、偶然的熬夜，或饮浓茶、咖啡等；也可以是生活应激事件，如家庭或婚姻变故、与人争吵等；还可以由疾病诱发，如外科、内科、神经和精神系统疾病等。多数患者失眠症状可随促发因素的解除而消失（短期失眠）。若促发因素持续不能消除，或发生失眠后的应对处理不当等因素（维持因素），则导致失眠症状演变为慢性化病程。特别值得关注的维持性因素是，患者在寝室或床上从事非睡眠活动（如看电视、阅读、订计划、玩游戏、打电话）、醒着长时间卧床的倾向、不规则的作息、长时间午睡和反复日间打盹。当失眠症状持续时，躯体和大脑皮质可逐渐产生过度唤醒现象。这种现象会强化慢性失眠。由于下丘脑-垂体-肾上腺皮质系统、交感神经系统的过度激活，患者心率增快、心率变异性和基础代谢率增加，形成生理性过度唤醒。在脑部表现为脑代谢和脑电图功率谱增加，此即皮质性过度唤醒。而情绪和认知性过度唤醒会使患者选择性注意睡眠相关性线索、有意识性入睡和睡眠努力增加。

-- 参 考 文 献 --

郭晓强. 2018. 昼夜节律：生命体的内在时钟. 中国社会科学报, 1（16）：1, 2.

韩芳. 2015. 昼夜节律性睡眠障碍. 生命科学, 27（11）：1448-1454.

张照环, 刘振宇, 张瀚文, 等. 2013. 从受体角度研究睡眠-觉醒调控机制. 中国现代神经疾病杂志, 13（5）：368-371.

Borbély A A, Daan S, Wirz-Justice A, et al. 2016. The two-process model of sleep regulation: a reappraisal. J Sleep Res, 25（2）：131-143.

Cun Y, Tang L, Yan J, et al. 2014. Orexin A attenuates the sleep-promoting effect of adenosine in the lateral hypothalamus of rats. Neurosci Bull, 30（5）：877-886.

Estabrooke I V, McCarthy M T, Ko E, et al. 2001. Fos expression in orexin neurons varies with behavioral state. J Neurosci, 21（5）：1656-1662.

Kaczor M, Skalski M. 2016. Prevalence and consequences of insomnia in pediatric population. Psychiatr Pol, 50（3）：555-569.

Kerkhof G A. 2017. Epidemiology of sleep and sleep disorders in The Netherlands. Sleep Med, 2（30）：229-239.

McGinty D，Szymusiak R. 2000. The sleep-wake switch：A neuronal alarm clock. Nat Med，6（5）：510，511.

McGinty D，Szymusiak R. 2001. Brain structures and mechanisms involved in the generation of NREM sleep：focus on the preoptic hypothalamus. Sleep Med Rev，5（4）：323-342.

Ru J，Li P，Wang J，et al. 2014. TCMSP：a database of systems pharmacology for drug discovery from herbal medicines. J Cheminform，6：13.

Saper C B，Scammell T E，Lu J. 2005. Hypothalamic regulation of sleep and circadian rhythms. Nature，437（7063）：1257-1263.

Taylor D J，Bramoweth A D，Grieser E A，et al. 2013. Epidemiology of insomnia in college students：relationship with mental health，quality of life，and substance use difficulties. Behav Ther，44（3）：339-348.

Tsunematsu T，Tabuchi S，Tanaka K F，et al. 2013. Long-lasting silencing of orexin/hypocretin neurons using archaerhodopsin induces slow-wave sleep in mice. Behav Brain Res，255：64-74.

Tsunematsu T，Tanaka K F，Yamanaka A，et al. 2013. Ectopic expression of melanopsin in orexin/hypocretin neurons enables control of wakefulness of mice in vivo by blue light. Neurosci Res，75（1）：23-28.

Wang Z，Liu S，Kakizaki M，et al. 2014. Orexin/hypocretin activates mTOR complex 1（mTORC1）via an Erk/Akt-independent and calcium-stimulated lysosome v-ATPase pathway. J Biol Chem，289（46）：31950-31959.

失眠症的中西医结合治疗

第三章　失眠症的中医学理论基础

第一节　中医学对失眠症的基本认识

　　失眠症是指以经常不能获得正常睡眠为特征的一种疾病，其临床表现主要包括入眠困难，或眠而不酣，时寐时醒，醒后不能再入睡，重者整夜不眠。失眠一词最早见于南朝刘义庆《世说新语》，"王丞相招祖约夜语，至晓不眠。明旦有客，公头鬓未理亦小倦。客曰：公昨如是，似失眠"。而在古代中医文献中，历代医家都常把与睡眠障碍相关的病证称为"不寐""不得卧""不得眠""不得睡""目不瞑"等。

　　而不寐之名首见于《难经·六十四难》，临床有轻重之分，轻者入寐困难或寐而易醒，醒后不寐；重者彻夜难眠。失眠，《内经》称为"不得眠""不得卧"，《难经》始称"不寐"。《灵枢·邪客》曰："今厥气客于五脏六腑……不得入于阴，阴虚，故目不瞑。"

一、先秦两汉对失眠症的认识

　　睡眠对于人的生活健康有着极大的影响，早在殷商时期就有对于失眠症的认识。其主张"道者静卧"，认为睡眠是极其重要的，不仅是人类需要睡眠，而且各种动物如野鸭、大雁、蛇、鳝、鱼、鳖、昆虫等，它们既要靠食物才能生存，同时又必须依靠睡眠才能生长。对于人体来说，只有睡眠充足，食欲才会旺盛，食物才能消化，药物才能调养形体。例如，睡眠与饮食就好比火与金属一样，没有火，金属无法熔化，而没有睡眠则食物无法消化。因此，一次通宵不睡，其精力会很长时间难以恢复过来。

　　先秦时代，作为传统医学四大经典之一的《内经》中多以"卧"而称之，如《素问·评热病论》曰："水者阴也，目下亦阴也，腹者至阴之所居，故水在腹者，必使目下肿也；真气上逆，故口苦舌干，卧不得正偃，正偃则咳出清水也。诸水病者，故不得卧，卧则惊，惊则咳甚也。"常以"瞑"而论，《灵枢·邪客》云："阳气盛则阳跷满，不得入于阴，阴虚，故目不瞑。"由此可见，《内经》将此类病症的命名与最早出现的"不得卧"多相同，同时又在此基础上用"目不瞑""不得眠"来表达。

　　东汉末年，张仲景所著《金匮要略·血痹虚劳病脉证并治》中提及"虚劳虚烦不得眠，酸枣仁汤主之"。在其著作中，有关此类疾病的称谓以"不得眠"最多，也有以"不得卧""不能卧""不得睡"名称来称谓。如《金匮要略·肺痿肺痈咳嗽上气病脉证治》曰："肺痈，喘不得卧，葶苈大枣泻肺汤主之。"《金匮要略·百合狐惑阴阳

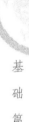

毒疾证治》提到"百合病者，百脉一宗，悉致其病也。意欲食复不能食，常默默，欲卧不能卧，欲行不能行，饮食，或有美时，或有不用闻食臭时，如寒无寒，如热无热，口苦，小便赤，诸药不能治，得药则剧吐利，如有神灵者，身形如和，其脉微数"。《金匮要略·黄疸病脉证并治》曰："腹满，舌痿黄，躁不得睡，属黄家。"

二、唐宋金元对失眠症的认识

隋代巢元方编著的《诸病源候论》中除了前人提及的关于此类疾病的记载名称，又在此基础上出现诸如眠寐不安、寝卧不安、睡卧不安等。如《诸病源候论》提及"皮蒸，其根在肺，必大喘鼻干，口中无水，舌上白，小便赤，如血蒸盛之时，胸满，或自称得注热，两胁下胀，大嗽彻背连胛疼，眠寐不安，或蒸毒伤脏，口内吐血"。同文中另提出"四曰肉蒸，其根在脾，体热如火，烦躁无汗，心腹鼓胀，食即欲呕，小便如血，大便秘涩。蒸盛之时，身肿目赤，寝卧不安"。《诸病源候论》又曰："夫食过于饱，则脾不能磨消，令气急烦闷，睡卧不安。"

到了唐代，医学文献又着重于以"不得卧"和"不得眠"来称谓，当然亦有"寝卧不安""起卧不安""卧不安席"等。唐代药王孙思邈在其《备急千金药方》中提到大病后不得眠，同时也论述了疾病与失眠的关系，谈及因心病、肝病、脾病等引起的失眠症。在后著的《千金翼方》中提出用朱砂、琥珀、紫石英等重镇安神药治疗不得眠。而"失眠"病名首次出现于王焘所撰《外台秘要》中，"夫今诊时行，始于项强敕色，次于失眠发热，中于烦躁思水，终于生疮下痢，大齐于此耳"。王焘认为导致失眠的最常见原因是热病后阴虚耗损，同时也收载了许多可治疗失眠的良方，如乌梅豉汤、半夏茯苓汤、深师小酸枣汤、小品流水汤、延年酸枣饮、大竹叶汤等。

宋金元时期，医家辈出，医著丰富。宋代王怀隐所著《太平圣惠方》中提出"胆虚不得睡者，是五脏虚邪之气干淫于心""治伤寒后，余热在心，恍惚多惊，不得眠睡，宜服茵陈散方"。其多强调心理疾病与失眠症发病有着重要关系。而在同时代许叔微著的《普济本事方》中则指出"今肝有邪，魂不得归，是以卧则魂飞扬若离体也"。其认为肝虚魂离与失眠有着密切关系。金元医家张从正在《儒门事亲》中记载"一富家妇人，伤思虑过甚，二年不寐，无药可疗。其夫求戴人治之。戴人曰：两手脉俱缓，此脾受之也，脾主思故也。乃与其夫以怒而激之，多取其财，饮酒数日，不处一法而去。其人大怒汗出，是夜困眠，如此者，八、九日不寤，自是而食进，脉得其平"。其根据不同情志的五行属性，创立了以情胜志的心理疗法，提出"思气所至，为不眠"，故以怒治思，为治疗失眠症提供了新思路。

三、明清对失眠症的认识

到了明清时代，医家们在前人研究的基础上逐步对与失眠相关的疾病形成了系统认识。明代医家戴原礼撰著的《秘传证治要诀及类方》专列"不寐"一篇，首次专章论述不寐的病因、病机及证治的理论。如他在《秘传证治要诀及类方》中提出"不寐有二种。有病后虚弱及年高人阳衰不寐；有痰在胆经，神不归舍，亦令不寐。虚者六君子汤加炒酸枣仁，炙黄各半钱。痰者，宜温胆汤，减竹茹一半，加南星、炒酸枣仁各半钱，下青灵丹"。同为明代医家张景岳在《景岳全书》中将本病分为有邪和无邪两种类型，提出"不寐证虽病有不一，然惟知邪正二字则尽之矣。盖寐本乎阴，神其主也。神安则寐，神不安则不寐。其所以不安者，一由邪气之扰，一由营气之不足耳。有邪者多实证，无邪者皆虚证"。无邪是指"思虑劳倦惊恐忧疑，及别无所累而常多不寐者，总属真阴精血不足，阴阳不交，而神有不安其室耳"。有邪者又分内邪、外邪，如"凡如伤寒、伤风、疟疾之不寐者，此皆外邪深入之扰也""饮浓茶则不寐，心有事亦不寐者，以心气之被伐也"。他在失眠症的病机、治疗方面都有所总结。明代李中梓在《医宗必读》中做了更详细的论述，"不寐之故，大约有五：一曰气虚，六君子汤加酸枣仁、黄芩；一曰阴虚，血少心烦，酸枣仁一两，生地黄五钱，米二合，煮粥食之；一曰痰滞，温胆汤加南星、酸枣仁、雄黄末；一曰水停，轻者六君子汤加菖蒲、远志、苍术，重者控涎丹；一曰胃不和，橘红、甘草、石斛、茯苓、半夏、神曲、山楂之类。大端虽五，虚实寒热，互有不齐，神而明之，存于其人耳"。

清代医家对失眠症的诊治也有了新的突破，如王清任在《医林改错》血府逐瘀汤所治症目下"不眠"症的治疗中记载"夜不能睡，用安神养血药治之不效者，此方若神"，提出了血瘀可以导致失眠症，并以活血化瘀法治疗失眠症的新观点。陈士铎在《石室秘录》中认为"人病心惊不安，或夜卧不睡者，人以为心之病也，谁知非心病，肾病也，欲安心者，当治肾"，拟滋阴降火、交通心肾的治疗方药，提出治疗失眠症应侧重于水火相济、上下同心的主张。叶天士则在《医效秘传》中提出"夜以阴为主，阴气盛则目闭而安卧，若阴虚为阳所胜，则终夜烦扰而不眠也。心藏神，大汗后则阳气虚，故不眠。心主血，大下后则阴气弱，故不眠。热病邪热盛，神不清，故不眠。新瘥后，阴气未复，故不眠。若汗出鼻干而不得眠者，又为邪入表也"。叶天士从自己的临床经验出发，就失眠症的中医辨证论治提出了自己的见解。

第二节　中医学对失眠症病因病机的认识

中医研究失眠症已有几千年历史，关于失眠症的病因病机各代医家也是各有所见，主要可归纳为以下几点。

一、阴阳不交

阴阳学说源于《内经》，《素问·金匮真言论》云："阴中有阴，阳中有阳。平旦至日中，天之阳，阳中之阳也；日中至黄昏，天之阳，阳中之阴也；合夜至鸡鸣，天之阴，阴中之阴也；鸡鸣至平旦，天之阴，阴中之阳也。"天地阴阳的盛衰消长，致使一天有昼夜晨昏的节律变化。人与自然界是统一的整体，人体的阳气随着有消长出入的日节律运动，平旦时人体的阳气随自然阳气生发而由里出外，阳气渐长，人起床活动。中午时分人体阳气盛于外部，黄昏则阳气渐消，入夜则阳气潜藏于内，人上床休息，即"阳入于阴则寐，阳出于阴则寤"，正如《灵枢·口问》中说"阳气尽，阴气盛，则目瞑；阴气尽而阳气盛，则寤矣"，阴阳不交，阴不敛阳，阳不入阴，心神浮越，魂魄妄行，则可见失眠。可见阴阳不交是失眠症的重要病机。

二、营卫不和

营卫不和理论也源于《内经》，正如《灵枢·营卫生会》中所云"营在脉中，卫在脉外，营周不休，五十而复大会。阴阳相贯，如环无端。卫气行于阴二十五度，行于阳二十五度，分为昼夜，故气至阳而起，至阴而止。故曰：日中而阳陇为重阳，夜半而阴陇为重阴。故太阴主内，太阳主外，各行二十五度，分为昼夜。夜半为阴陇，夜半后而为阴衰，平旦阴尽而阳受气矣。日中而阳陇，日西而阳衰，日入阳尽而阴受气矣。夜半而大会，万民皆卧，命曰合阴，平旦阴尽而阳受气，如是无已，与天地同纪"，即提示我们营气行于脉中，属阴；卫气行于脉外，属阳。营卫之气营运不休，一昼夜周流全身五十周，白天自然界的阳气充盛，人体是营气运营于脉内，卫气循行于脉外，各二十五周，营气荣养于内，卫气温护于外，人体的阳气充盛，人寤而活动；夜间自然界阴气渐盛，人体的营气营运于脉内，卫气入于里循行于阴经和五脏二十五周，卫气和营气阴阳相会，人卧而睡眠休息。《灵枢·大惑论》又载："卫气不得入于阴，常留于阳，留于阳则阳气满，阳气满则阳跷盛，不得入于阴则阴气虚，故目不瞑矣……卫气留于阴，不得行于阳，留于阴则阴气盛，阴气盛则阴跷满，不得入于阳则阳气虚，故目闭也。"可见阴阳不调、营卫不和是失眠的重要原因。到了隋代巢元方在《诸病源候论》中提出"阴气虚，卫气独行于阳，不入于阴，故不得眠"，这是对这一理论的认可，也是发展。后世医家也广泛认同这一理论，并就营气、卫气与失眠的关系进行了一定的阐述，认为失眠可由"营卫之气衰少""卫气不得入于阴"，营卫不和，昼夜节律失调所引起。

三、脏腑功能紊乱

《素问·病能论》云："人有卧而有所不安者，何也……脏有所伤及，精有所之寄则卧安"，可见失眠与五脏肝、心、脾、肺、肾皆有关。脏腑功能失调说是对多个脏腑学说的概括。

（一）肝

《血证论》记载："肝病不寐者，肝藏魂，人寤则魂游于目，寐则魂返于肝。若阳浮于外，魂不入肝，则不寐。"《症因脉治》载："肝火不得卧之因，或因恼怒伤肝，肝气怫郁；或尽力谋虑，肝血有伤，则夜卧不宁矣。"肝藏魂，其魂随寐而出入游返于内外，如肝被邪热所扰，气机不发，则魂不入肝，反张于外，神不安居而致不寐。现代医家学者依"亢害承制"理论认为导致失眠的五脏之间存在着制化现象，但其根源均出于肝。从肝论治失眠已成为中医治疗本病的方法之一。宋代许叔微在《普济本事方》中云："平人肝不受邪，故卧则魂归于肝，神静而得寐，今肝有邪，魂不得归，是以卧则魂扬若离体也。"肝为刚脏，主动主升，气郁化火，从而使情志亢奋而难以抑制，则可见失眠、多梦。肝藏魂的功能受影响，魂不内藏，神明被扰，亦可致不寐。

（二）心

《素问·灵兰秘典论》云："心者，君主之官也，神明出焉。"因此，心对其他脏腑的功能活动，也起着主导作用。《灵枢·邪客》又云："心者，五脏六腑之大主也，精神之所舍也。"心主神明的功能正常，则精神健旺，神志清楚；反之，则可致精神神志异常，出现惊悸、健忘、失眠、癫狂等症，足见心与失眠关系密切。凡是能影响心神的原因都可引起失眠，如邪气不足引起心失所养，火热炽盛可扰心或突受惊骇引起心神不安等都是不寐的常见原因。正如《医效秘传》载："心藏神，大汗后则阳气虚，故不眠；心主血，大下后则阴气弱，故不眠。"

（三）胆

胆病不寐首见于《中藏经》，指出"胆虚寒则恐畏，头眩不能独卧"，认为胆热则多睡，胆冷则无眠，又指出"心虚则畏人，瞑目欲眠，精神不倚，魂魄妄乱"，为后世从胆腑虚寒论治不寐提供依据。宋代《太平圣惠方》载"夫胆虚不得睡者，是五脏虚邪之气干淫于心。心有忧恚，伏气在胆，所以睡卧不安。心多惊悸，精神怯弱，盖心气忧伤，肝胆虚冷，致不得睡也"，明确指出失眠病机在心胆同病，提示治疗当从心胆同治。明代医家戴思恭的《证治要诀》提出痰在胆经，因胆涎沃心，致心气不足，神不归舍而不寐的病机理论，明确了胆病及心的机制。清代陈士铎的《辨证录》提出胆虚不寐的病机理论，认为少阳胆经，为心肾交接之会，胆气虚怯或胆虚邪侵使心肾交接无由，心肾不交而致不寐，陈士铎氏对胆虚致失眠的说理，充实了胆型不寐的理论。

（四）脾胃

《素问·逆调论》曰："阳明者，胃脉也，胃者六腑之海，其气亦下行，阳明逆不得从其道，故不得卧也。"《内经》曰："胃不和则卧不安，此之谓也。"后世医家对此进行了大量的发挥，有学者认为"胃不和则卧不安"是对因饮食不节、肠胃受损、胃气不和而致不寐的病理机制做出的高度概括，尤其指出《内经》之胃，概括了现代临床的脾、胃、肠三个方面的功能。另外，脾胃不和，胆胃不调，食积、痰火内扰心神也皆可致寝寐不安。在《素问·厥论》中就有记载"腹满䐜胀，后不利，不欲食，食则呕，不得卧"，两者讲的道理是一样的，就是指饮食不当，脾胃功能失调可以影响到睡眠。

（五）肺

《素问·病能论》中有记载"肺气盛则脉大，脉大则不得偃卧"。失眠与肺的关系首先表现卫气和睡眠的关系，失眠与卫气失常密切相关，一言以蔽之，卫不和则卧不安，从而间接地验证了肺的功能失调可以导致失眠。另有学者认为不寐从肺论治，不外乎两端：首先肺气宣肃失常，水道不通，凝液成痰，或气衰不充，心脉失濡；其次是过悲伤肺，神魂相期。

（六）肾

《素问·热评论》载："肾风，诸水病者，故不得卧，卧则惊。"清代《冯氏锦囊秘录》提出"壮年人肾阴强盛，则睡熟而长，老年人阴气衰弱，则睡轻微易知"，说明失眠与肾阴盛衰有一定关系。肾的功能异常导致失眠是因为睡眠的正常取决于水火阴阳的协调，而阴阳协调，根在少阴。《冯氏锦囊秘录》指出"夫人之神，寤则栖心，寐则归肾，故寐者，心神栖归于肾舍也……故不寐、健忘两症，虽似心病，实多由乎肾虚也"。肾和失眠的关系在《伤寒论》中论述最多。

由此可见，五脏六腑功能失调都能引起失眠症的发生，并且脏腑相连，还可相互影响，使失眠症更加严重。

四、情志异常

《素问·病能论》云："人有卧而有所不安者，何也？岐伯曰：脏有所伤及，精有所之寄则卧安，故人不能悬其病也。"五脏藏神，脏为邪淫，神无所藏，魂不守舍，则使人眠睡不安。吴昆在《医方考》中亦云："忧愁思虑伤心，心伤则苦惊喜忘，夜不能寐。"情志因素往往是通过改变脏腑的正常气机来影响睡眠。古代中医学对于情志失调导致失眠的论述常从思虑伤脾或者情志导致心神被扰、脏腑功能或者阴阳失调方面来说，如《类证治裁》指出"思虑伤脾，脾血亏损，经年不寐"。《景岳全书》曰："思虑过分，火炽痰郁而致不眠者多矣""劳倦思虑太过者，必致血液耗亡，神魂无主，所以不眠"。思虑过度则伤脾，心脾血虚，神魂无主，而致失眠，此类失眠即是因情志异常所诱发。惊恐亦可引起失眠。中医认为，"惊则气乱"。惊吓过后，气机逆乱，神无所主，且"悲哀怒忧则心动"，心神不宁，神志错乱，导致不寐。《内经》还认为，

"恐则气下"，即恐惧伤肾，肾精受伤，不能上承心火，造成心肾不交，扰乱神明而致不寐。

另有一些患者由于先天体质因素，又由于后天失于顾护，使情志异常更为明显，导致脏腑功能失调，气血不畅而失眠。如一些患者先天禀赋不足，形志懦弱，性格多表现为胆怯、自卑、多疑等。形志懦弱之人，又易为七情所伤，长期情志抑郁，久必致肝气郁结，疏泄失常，魂不归肝，而见失眠、多梦等症；或素体肝阳偏亢或肝郁化火，则可见烦恼易怒，火性炎上而扰乱心神则不寐。而劳心之人，久坐久视，致心脾气血两伤，或肝郁犯脾，而成心脾两虚之证。心血不足，心神失养，而见失眠多梦；脾气虚弱，运化失常，或房事过频，伤及肾精，或心阴亏损，或肾阴亏虚，肝肾亏虚，脑髓失充，元神无养，故症见失眠；或素体痰湿偏盛，或阳旺多火，若又为惊疑所触发，痰火内扰致睡不安稳。

五、其他因素

气血失调是致失眠的一个重要因素。《难经·四十六难》认为人老不寐的病机是"血气衰，肌肉不滑，荣卫之道涩，故昼日不能精，夜不能寐也"，指出了失眠与气血关系密切。古人有久病必有瘀之说，清代叶天士、王清任等医家更有阐述。"久病必瘀"，血络瘀滞，心脉受阻，心神失养，阳不入阴，神不守舍，而致入眠不易，梦中惊魇，其根蒂在于血瘀，"血气不和，百病乃生"。血瘀的形成，或由寒邪侵犯，血被寒凝，泣而不行所致；或由血熬伤津，津不载血，血液凝结所致；或由痰浊水饮阻遏血脉正常运行而致；或由情志不畅，肝郁气滞，不能行血所致；亦可由外伤肌肉血脉，恶血内留，以及年老体弱，气虚无力推动血行所致等。

另有"百病多因痰作祟"之说。《医宗必读》又将不寐原因概括为"一曰气虚，一曰阴虚，一曰痰滞，一曰水停，一曰胃不和"五个方面。痰浊为病，常随气上逆，蒙蔽清窍，扰乱心神，使心神活动失常。《景岳全书》曰："痰火扰乱，心神不宁，思虑过伤，火炽痰郁而致不眠者多矣。"《血证论》则提出"肝经有痰，扰其魂而不得寐者，温胆汤加枣仁治之"。痰郁是因肝气不舒所致，情志不畅，肝郁化火，灼津而生；也可因忧思伤脾，脾虚生湿而酿成；或因饮食肥甘厚腻，酿湿而生。最终这个"痰"若是上蒙清窍，则元神被遏，阴阳失调，神失守舍而失眠。

由此可见，历代医家针对不寐多以从心论治阐述为长，近代渐有从痰、从瘀论治之说，当今王翘楚等以肝为切入点，深入研究失眠症临床证候特点，立从肝论治法治疗以失眠为主症及其相关疾病，确有较好疗效。

------------------------------ **参 考 文 献** ------------------------------

巢元方. 1955. 诸病源候论. 北京：人民卫生出版社.

戴原礼. 2006. 秘传证治要诀及类方. 北京：人民卫生出版社

李中梓. 2002. 医宗必读. 北京：人民卫生出版社

刘义庆. 2011. 世说新语. 北京：中华书局

孙思邈. 1955. 千金翼方. 北京：人民卫生出版社

王焘. 1955. 外台秘要. 北京：人民卫生出版社

王怀隐，陈昭遇. 1958. 太平圣惠方. 北京：人民卫生出版社

王清任. 2005. 医林改错. 北京：人民卫生出版社

徐建，招萼华. 2015. 睡眠疾病中医论治. 上海：上海科学技术出版社

许叔微. 2007. 普济本事方. 北京：中国中医出版社

叶天士. 1963. 医效秘传. 上海：上海科学技术出版社

张景岳. 2006. 景岳全书. 太原：山西科学技术出版社

张仲景. 2012. 伤寒论. 上海：第二军医大学出版社

张子和. 2006. 儒门事亲. 北京：人民卫生出版社

宋咏梅. 2004. 失眠症方药证治规律研究. 济南：山东中医药大学

失眠症的中西医结合治疗

诊断篇

第四章　失眠症的现代医学诊断

第一节　失眠症的诊断标准

慢性失眠障碍是指频繁而持续的睡眠起始和维持困难，导致个体对于睡眠时间或质量不满足，并存在白天觉醒期间的功能受损症状。睡眠维持困难包括夜间醒来再难入睡，或最后醒来远早于期望的起床时间。临床上以混合型睡眠困难患者最为多见，单纯性维持困难患者次之，单纯起始睡眠困难患者最少。此外患者的睡眠主诉可随时间的推移而变化，不是维持不变的。例如，有些患者可由入睡起始困难转为入睡维持困难，反之亦可。也有些患者两种症状在发病初期均可出现，后来演变为保留其中之一者。睡眠质量差、睡后无清醒感等主诉常常伴随于睡眠起始困难和维持困难，注意当其单独作为主诉时，不足以诊断为失眠症。

目前对于慢性失眠症的诊断主要基于患者的主诉或者他人的观察结果。主要有ICSD-3、DSM-5、ICD-10 等国际公认的诊断标准。

1. ICSD-3

ICSD-3 包含慢性失眠、原发性失眠、继发性失眠、共病性失眠、入睡和维持障碍等。诊断标准：（1）～（6）均需具备。

（1）存在以下 1 条或多条睡眠异常症状（主诉）。

1）睡眠起始困难。

2）睡眠维持困难。

3）早醒。

4）在合适的作息时间不能上床睡觉。

5）没有父母或看护人干预无法入睡。

（2）存在以下 1 条或多条与失眠相关的症状。

1）疲劳或全身不适感。

2）注意力不集中或记忆力障碍。

3）社交、家务、职业或学习能力下降。

4）情绪波动或易激惹。

5）日间瞌睡。

6）出现行为问题：冲动、多动、攻击。

7）兴趣、精力减退。

8）容易出错或发生事故。

9）因过度关注睡眠而焦虑不安。

（3）失眠问题非单纯为无睡眠条件（没有足够的睡眠时间）或睡眠环境不合适所致。

（4）每周至少出现 3 次睡眠紊乱和相关日间症状。

（5）睡眠紊乱和相关日间症状至少持续 3 个月。

（6）睡眠紊乱和相关日间症状不能用其他类型睡眠障碍解释。

2. DSM-5

（1）诊断要点与 ICSD-3 基本相同，除了（1）～（6），还包括睡眠紊乱不能归因于某种物质（如滥用毒品或某种药物）的生理效应。

（2）急性和短期失眠［即症状持续少于 3 个月，但符合频率、强度、痛苦和（或）损害的全部标准］应被编码为其他特定的失眠障碍。

（3）共病性问题的观点基本一致，可独立或共病于精神障碍等。但 DSM-5 特别指出失眠障碍的诊断应该是在失眠足够严重或需要临床关注时，否则没有单独诊断的必要。

（4）非恢复性失眠，指虽然有足够的睡眠时间，但醒后感觉差、精神差。此情况如果单独出现，且频率、持续时间、日间不适感和功能损害均符合诊断标准，可诊断为其他特定的失眠障碍或未特定的失眠障碍。

（5）严重程度的判定基本一致，均有"arbitrary"。为方便量化，规定主观入睡时间超过 20～30min 表示入睡困难；在入睡超过 20～30min 后的主观觉醒；早醒的判断上通常认为比预期早至少 30min，在总睡眠时间未达到 6.5h 之前。此外 DSM-5 指出随着人的年龄的增长，睡眠时间会逐渐减少，睡眠结构亦会发生改变。因此，不是所有睡眠紊乱的人都会出现日间不适感或功能损害，如一些健康老年人。

3. ICD-10

较以上两种标准，诊断范围相对宽泛，主要包括以下内容。

（1）存在入睡困难、睡眠维持困难或者早醒。

（2）睡眠紊乱每周出现至少 3 次，持续时间至少 1 个月。

（3）日间专注于失眠，过分担心失眠的后果，睡眠量和质的不满意引起明显的日间功能障碍且持续 1 个月以上。此条有别于 DSM-5 和 ICSD-3。

第二节　失眠症的鉴别诊断及相关检查

一、失眠症的鉴别诊断

失眠可以作为独立疾病存在（失眠症），也可以与其他疾病共同存在（共病性失眠症）或是其他疾病的症状之一，需要区别单纯性失眠症、共病性失眠症或失眠症状。

失眠症的鉴别诊断主要包括睡眠障碍、精神障碍、躯体疾病、精神活性物质药物使用等。

1. 与睡眠障碍类疾病的鉴别

（1）昼夜节律失调性睡眠障碍　　在国际睡眠障碍分类中，昼夜节律被破坏时即可引起机体各种生理功能障碍，临床以昼夜节律紊乱即睡眠-觉醒周期的失调最为常见，称为昼夜节律失调性睡眠障碍，指个体睡眠与觉醒的昼夜节律与所处的环境模式不协调而引起的睡眠紊乱。此类疾病易被误认为是失眠或早醒，而给予不适当的治疗。因此需要与之进行鉴别诊断，其中包括睡眠与觉醒时相延迟障碍、睡眠与觉醒时相提前障碍、非24h睡眠与觉醒节律障碍、不规律睡眠与觉醒节律障碍、时差变化睡眠障碍、倒班工作睡眠与觉醒障碍。其中主要与睡眠与觉醒时相延迟或提前障碍进行鉴别诊断。

1）睡眠与觉醒时相延迟障碍（delayed sleep-wake phase disorder，DSWPD）：多见于青少年和年轻人，表现为睡眠起始比所期待的晚，因为内源性昼夜节律相对于期望的睡眠时间推迟。当DSWPD患者选择社会正常睡眠时间睡眠时会表现为入睡困难、总睡眠时间减少及日间功能损害。然而当其顺应延迟的内源性昼夜节律而选择迟睡迟起模式时，则入睡几乎没有困难、睡眠时间正常，亦无日间功能损害。表现为入睡困难的失眠症应当同DSWPD鉴别。失眠症患者无论何时就寝和起床，他们在期望的就寝时间都虽有困倦但难以入睡。此外，失眠症患者的睡眠障碍有夜间差异的改变。

2）睡眠与觉醒时相提前障碍（advanced sleep-wake phase disorder，ASWPD）：老年人比青年人和儿童多见，表现为睡眠维持困难又早起的失眠症患者应当与ASWPD鉴别。表现为睡眠起始早于所期望的时间，因为个体的内源性昼夜节律比期望的睡眠作息时间提前。然而，当个体选择与提前的内源性昼夜节律一致的早睡早起模式时，总睡眠时间正常。相反，则无论他们选择的是何种作息安排，失眠症患者都可能表现为睡眠维持困难和早醒。

（2）不宁腿综合征　　除了常产生的睡眠起始及维持困难，患者急切移动肢体和伴随的各种腿部不适感都可与失眠症相鉴别。失眠症患者的失眠症状可以不与不宁腿综合征共病。只有当失眠症状显示在发生时间与不宁腿综合征的其他症状相对独立存在时，或当有效治疗不宁腿综合征后失眠症状仍然存在时，才能诊断为失眠症。

（3）睡眠呼吸障碍　　除了在睡眠期间表现有噪声级鼾声和呼吸暂停及日间思睡以外，约50%患者会出现失眠症状，尤其是女性和老年人，需明确是否存在共病的可能。

（4）睡眠不足综合征　　因日间过度思睡、疲劳和夜间睡眠减少等各种原因过度延长的日间工作时间，或有意延迟睡眠以便从事娱乐或社交活动。在这种情况下，当给其充足的时间睡眠时，他们容易启动并维持睡眠。而失眠症患者尽管有足够的时间睡眠，往往入睡后觉醒时间延长和总睡眠时间缩短。除此之外，失眠症患者通常不伴随客观的日间过度思睡和不经意的日间睡眠发作，但这种情况经常见于睡眠不足综合征患者。

（5）短睡眠　在正常人群中由于个体的差异存在睡眠变异，睡眠持续时间可以差异很大。有些短睡眠患者可能过分关注自己的睡眠持续时间，但与失眠症患者相比他们没有入睡困难，而且缺乏特征性的日间症状。有些短睡眠患者可能期望或者试图睡得更多些，他们可能通过延长在床上的时间而产生一种类失眠样模式。

（6）环境性睡眠困难　当患者主诉存在干扰睡眠的环境因素时，就不能诊断为失眠症患者。各类环境因素包括噪声、光线、不适温度等均会影响多数人的睡眠。在妊娠威胁或非安全的场所也会干扰睡眠。此外，床伴的鼾声、睡眠期运动异常等也会干扰睡眠。只有当个体在适合睡眠的环境中仍有睡眠困难，或当失眠症状显示独立于环境因素之外时才能诊断为失眠症。

2. 与精神障碍的鉴别

抑郁症患者可出现情绪低落、兴趣减退、精神运动性迟滞等核心症状，双相情感障碍可出现抑郁和躁狂症状，焦虑症患者除了有典型的焦虑、恐惧、担心外，还常伴有心慌、呼吸加快等自主神经症状。此外，其他的精神障碍也是失眠症常见的原因。

3. 与躯体疾病的鉴别

躯体疾病包括神经系统疾病、内分泌疾病、心血管疾病、呼吸系统疾病、消化系统疾病、泌尿生殖系统疾病、肌肉骨骼系统疾病等全身各大系统疾病所致的失眠症状。故详细的病史询问、体格检查和相关实验室检查也是必要的。

4. 与其他类的鉴别

精神活性物质或药物包括抗抑郁药物、中枢兴奋性药物、心血管药物、麻醉性镇痛药、平喘药等药物，以及酒精和烟草等物质均可诱发失眠。精神活性物质和药物的使用也可诱发失眠，故应了解失眠症患者的生活方式、药物使用史，以助于鉴别。

二、失眠症的相关检查

目前对于失眠症的诊断主要基于患者主诉和（或）他人的观察结果，然而失眠症患者常常存在不同程度的心理问题，普遍表现为对于失眠的自我评估存在偏差，特别是过分夸大失眠的时间和危害，因此，根据患者的主观感觉诊断失眠有时是不准确的。临床医生必须掌握与失眠有关的诊断方法，并熟练选择应用和综合分析这些方法，才能为失眠症的诊断与鉴别诊断提供客观依据。失眠症的诊断与评估方法通常包括临床大体评估、主观测评和客观测评。其中主观测评工具和客观测评工具虽然不能作为诊断的必要条件，但对于明确其他需要鉴别的疾病能够提供客观依据，其中多导睡眠图、多次睡眠期潜伏实验、体动记录仪及功能影像学等手段也能为失眠症的诊断及鉴别提供客观依据。

1. 主观测评工具

主观测评工具包括睡眠日记和睡眠量表评估。睡眠日记指以每天 24h 为单元，记录每小时的活动和睡眠情况，连续记录时间是 2 周（至少 1 周）。睡眠量表评估是患者与临床医师对睡眠问题进行的主观评定。临床上对于患者的症状特点、有关量表的评估和多导睡眠图检查结果进行综合分析，能够获得失眠程度的量化依据，有助于分析睡眠紊乱的程度和评价治疗效果，有助于确定精神心理问题与失眠的关系，对于失眠症的诊断和鉴别诊断具有重要价值。

临床常用的评估量表包括以下几种：①阿森斯失眠量表（Athens insomnia scale，AIS），主要用于自我评定睡眠质量。总分范围为 0~24 分，得分越高，表示睡眠质量越差。总分小于 4 分为无失眠，总分在 4~6 分为可疑失眠，总分 6 分以上为失眠。②匹兹堡睡眠质量指数量表（pittsburgh sleep quality index，PSQI）用于评定被测试者最近 1 个月的睡眠质量。其特点是将睡眠的质和量有机地结合在一起进行评定，十分明确具体，有助于鉴别暂时性和持续性的睡眠紊乱。总分范围为 0~21 分，得分越高，表示睡眠质量越差。以 PSQI 大于 7 分为界值，判断失眠的敏感性和特异性分别为 98.3% 和 90.2%。③爱泼沃斯嗜睡量表（epworth sleepiness scale，ESS）主要评估患者在日常生活中不同情况下白日的嗜睡程度。正常值范围为 4.5±3.3 分。如果评分高于 11 分表示存在过度思睡，应注意由于变换工作和任何原因引起的总睡眠时间不足，会影响这一评分结果。④状态-特质焦虑问卷（state-trait anxiety inventory，STAI）包括焦虑状态和特质焦虑两部分，其分别反映受试者当前焦虑状态症状的严重程度和受试者平时的或经常的焦虑情况。原发性失眠患者焦虑状态和特质焦虑水平都明显高于睡眠正常者，提示原发性失眠症患者不但有严重的焦虑紧张，而且有一种长期的习惯性焦虑特质。⑤焦虑自评量表（self-rating anxiety scale，SAS）能够比较准确地反映有焦虑倾向患者的主观感受，可以反映受试者的焦虑程度。标准总分为 50 分，正常上限的总粗分为 40 分。⑥抑郁自评量表（self-rating depression scale，SDS）能够有效地反映抑郁状态的有关症状及其严重程度与变化，特别适用于综合性医院门诊，作为临床初步筛选的工具。标准总分为 50 分，正常上限的总分为 40 分。

2. 客观测评工具

（1）多导睡眠图　　是在整夜的睡眠过程中，根据需要可以连续并同步地监测与记录多项生理指标，由仪器进行自动分析，再由人工逐项核实，以便于分析睡眠的结构与进程，监测睡眠期的异常脑电、呼吸功能和心血管功能，对于检查结果结合临床进行综合分析，可以为失眠症的诊断、分类和鉴别诊断提供客观依据，也可以为选择治疗方法及评价治疗效果提供重要参考信息。多导睡眠图包括脑电图、肌电图、眼动电图、心电图和呼吸描记装置等，根据需要也可同时监测血压、脉搏等反映心血管功能的生理指标，还可以测定阴茎的勃起功能。近年来随着生物化学的进展，使得多导睡眠图可以监测神经递质及神经内分泌等各项指标，如呼吸方面的监测包括口鼻气流、胸式或腹式呼吸动度、二氧化碳分析、热敏电阻、血氧饱和度和鼾声。根据实际需要还可以增加其他检测内容，如通过放置阴茎感应电极来测定睡眠期间阴茎的勃起功能等。对于检查结果进行综合分析，可对睡眠全过程进行科学表达和客观评估，有利于对失眠症的诊断与鉴别诊断，帮助判断各种治疗药物和疗法的疗效及其机制。多导睡眠图的分析指标如下。

1）睡眠进程：①总记录时间，指在睡眠实验室做多导睡眠图记录的卧床时间，即从关灯开始记录到开灯停止记录的时间。②总睡眠时间，实际睡眠的总时间指经多导睡眠图检查显示的实际睡眠时间，即从开始入睡到睡眠结束并扣除中间醒来的时间。正常情况下总睡眠时间常与生活环境、年龄及个体差异有关。③睡眠潜伏期，从记录开始到出现持续 3min 的任何一期睡眠开始的时间。正常为 10～30min。睡眠潜伏期超过 30min 则提示入睡困难。④觉醒比，睡眠期间的总觉醒时间与总睡眠时间之比。⑤觉醒次数与时间，觉醒的标准是在睡眠分期的一个时段（20s 或 30s）中，觉醒脑电出现时间超过 50%，且伴随肌电活动的增加。在正常情况下，持续时间大于 5min 的觉醒次数应少于 2 次，觉醒总时间不超过 40min。⑥睡眠效率，总睡眠时间占总记录时间的百分比。一般以＞80% 作为正常参考标准。⑦睡眠维持率，指总睡眠时间与入睡开始到晨间觉醒之间时间之比，正常参考标准为≥90%。⑧唤醒反应，可能与在睡眠过程中机体受到内、外环境的刺激有关，但是此时受检者并无觉醒知觉。通常整夜每小时唤醒反应不超过 20 次，随着年龄的增长，唤醒反应次数明显增多。正常情况下唤醒反应主要出现在 NREM 睡眠的浅睡期，深睡中极少出现。

2）各期睡眠的比例：是指每期睡眠占总睡眠时间的百分比。各期睡眠的比例存在年龄差异，通常为 NREM 睡眠占 75%～80%，其中 N1 期占 5%～10%，N2 期占 50%，N3 期、N4 期占 20%；REM 睡眠占 20%～25%。

3）REM 睡眠的分析指标：①REM 睡眠潜伏期，指从入睡开始到首次 REM 睡眠出现的时间，即在睡眠的第 1 个周期中，自 N1 期开始到 REM 睡眠出现的时间，通常为 70～90min。②REM 睡眠活动度，将每分钟 REM 睡眠分为 0～8 共 9 个单位，计算出每个 REM 睡眠阶段中 REM 的活动时间，折合成单位数，再将每个阶段的单位数相加，即为 REM 睡眠活动度。正常为 40～80 个单位。③REM 强度，为 REM 活动度与总睡眠时间之比，正常为 10～20 个单位。④REM 密度，为 REM 活动度与 REM 睡眠时间之比，正常为 50～90 个单位。⑤REM 睡眠时间和百分比，整夜 REM 睡眠时间的总和占总睡眠时间的百分比。正常 REM 睡眠应占整夜睡眠时间的 20%～25%。⑥REM 睡眠次数，正常为 4～5 次，少数为 3 次或 6 次。失眠症患者的夜间多导睡眠图主要表现为睡眠潜伏期延长和（或）睡眠中觉醒时间增加，睡眠效率下降。睡眠潜伏期或入睡后觉醒时间经常≥30min（常见为 1～2h 觉醒期）。有些患者每夜总睡眠时间不足 6h。慢性失眠障碍患者存在睡眠结构改变：N1 期增加、N3 期（慢波睡眠）和 REM 睡眠减少。那些在家庭环境中表现为条件反射式入睡困难的患者，在睡眠实验室可能显示出颠倒首夜效应（检查首夜睡得比次夜好）。与睡眠正常的个体比较，一些失眠症患者睡眠脑电功率密度测定存在异常改变，显示在高频带（β和γ范围）功率增强，这可能是主观性失眠（明显客观指标差异）患者的睡眠脑电特征。连续多导睡眠图或体动记录仪监测常显示在不同夜间检测所获得的睡眠指标存在差异。

使用建议：①怀疑合并其他睡眠疾病的失眠症应进行多导睡眠图以确定诊断，治疗后还应复查多导睡眠图以评估疗效（标准）；②未确定诊断，或治疗无效，或伴暴力及伤害行为的失眠症应进行多导睡眠图监测以确诊（指南）；③临床确诊单纯短期失眠或慢性失眠通常不需要应用多导睡眠图（标准）；④痴呆、抑郁、纤维肌痛或慢性疲劳综合征合并的失眠症鉴别通常不需要应用多导睡眠图（指南）。

（2）多次睡眠期潜伏实验　用于测定在缺乏警觉因素情况下出现睡眠的倾向性，可以用于失眠症患者的白日瞌睡现象与其他睡眠增多疾病的鉴别，目前主要用作评定白日过度嗜睡的严重程度、治疗效果与鉴别诊断的重要客观指标。失眠症患者的多次睡眠期潜伏实验表现：通常显示日间警觉性在正常范围，平均睡眠潜伏期延长表明可能存在过高警觉或者过度觉醒；少数失眠症患者的平均睡眠潜伏期缩短，应考虑是否存在其他睡眠疾病；合并日间嗜睡或发作性睡病的失眠症患者可出现多次睡眠期潜伏实验平均睡眠潜伏期缩短，在多导睡眠图和多次睡眠期潜伏实验中共出现大于 2 次以 REM 期开始的睡眠。多次睡眠期潜伏实验使用建议：①明确诊断，日间嗜睡或猝倒的失眠症患者应进行多次睡眠期潜伏实验评价，治疗后应复查多导睡眠图以评估疗效（标准）；②临床确诊为单纯短期失眠或慢性失眠者通常无须应用多次睡眠期潜伏实验评价（标准）；③临床确诊为单纯短期失眠或慢性失眠者通常无须应用清醒维持试验评价（标准）。

（3）体动记录检查　该技术的基本原理是基于睡眠时极少有肢体活动，而在清醒状态下活动增多。目前多为腕表大小。手腕式体动记录仪是基于睡眠状态下极少有肢体运动而清醒状态下运动增加这一原理设计的，能够连续记录肢体活动情况。该记录仪器由微型电脑构成，包括加速传感器、固体存储器和数据记录器。根据设定，可以每隔一定时间（2～60s）记录一次肢体活动情况，使用和携带十分方便。肢体活动电图可记录受试者的昼夜活动情况，分析其特点后，可以判断是处于睡眠状态还是处于觉醒状态。对于一些需要较长时间监测才能明确诊断的睡眠疾病，可以使用肢体活动电图记录仪而不再把多导睡眠图作为首选，如昼夜节律失调性睡眠障碍中习惯性睡眠形式的确定、用来鉴别睡眠主观感觉同客观记录的一致性、确定特发性过度睡眠患者实际睡眠的时间和昼夜节律的形式等，用来评估睡眠-觉醒的节律。使用建议：①失眠症包括抑郁相关失眠的昼夜节律变化或睡眠紊乱应进行体动记录检查评价，治疗后还应复查以评估疗效；②评估昼夜节律失调性睡眠与觉醒障碍。

（4）功能影像学　有限的研究结果提示失眠者的相对葡萄糖代谢呈区域特异性改变，主要位于调节睡眠与觉醒的脑区（包括丘脑、上脑干、前扣带回、边缘皮质），失眠者在觉醒和 NREM 睡眠期这些脑区的相对葡萄糖代谢有轻度降低。磁共振波谱成像显示失眠症患者睡眠调节区 GABA 信号降低，且与客观检测的睡眠连续性下降有相关性。

（5）其他实验室证据　　其他实验室指标测定结果提示失眠症患者存在内源性唤醒水平增高和下丘脑-垂体-肾上腺轴活性增加的证据，如皮质醇水平升高、高频心律变异性增加、对应激的反应性和代谢率增加。

-- **参 考 文 献** --

赵忠新，吴惠涓，黄流清. 2007. 失眠的临床诊断与疗效评估方法. 中国新药与临床杂志，26（11）：856-861.

赵忠新，吴惠涓，张琳，等. 2008. 昼夜节律失调性睡眠障碍的临床特点与处理. 中国现代神经疾病杂志，8（3）：188-192.

中国睡眠研究会. 2017. 中国失眠症诊断和治疗指南. 中华医学杂志，97（24）：13.

中华医学会神经病学分会睡眠障碍学组. 2012. 中国成人失眠诊断与治疗指南. 中华神经科杂志，45（1）：534-540.

American Academy of Sleep Medicine. 2014. International classification of sleep disorders-third edition. Darien，IL：American Academy of Sleep Medicine：475-484.

Janson C，Lindberg E，Gislason T，et al. 2001. Insomnia in men-a 10-year prospective population based study. Sleep，24（4）：425-430.

Littner M，Hirshkowitz M，Kramer M，et al. 2003. Practice parameters for using polysomno graphy to evaluate insomnia：an update. Sleep，26（6）：754-760.

Pinto Jr L R，Alves R C，Caixeta E，et al. 2010. New guidelines for diagnosis and treatment of insomnia. Arq Neumpsiquiat，68（4）：666-675.

Schutte-Rodin S，Broch L，Buysse D，et al. 2008. Clinical guideline for the evaluation and management of chronic insomnia in adults. J Clin Sleep Med，4（5）：487-504.

第五章　不寐的中医诊断依据与辨证要点

根据中医学理论，大多数学者对失眠的认识主要包括"营卫运行"理论，"心主神、脑为元神之府"理论及"脏腑虚实失调"理论等。由于基于不同的理论基础，故对不寐的证型分类也有所不同。但即使如此，就不寐最直观可见的临床表现与五脏的关系，仍可将不寐分属五脏，以脏为病位偏向，进而辨证论治。

一、从"肝"辨治

肝主疏泄、藏血，体阴而用阳，阴中之阳脏。《素问·六节藏象论》载"肝者，罢极之本，魂之居也"。魂乃神之变，诚如《类经》所云："魂之为言，如梦寐恍惚，变幻游行之境，皆是也。"故不寐主症若以多梦、梦呓，甚则梦魇、梦游为主者，则常常责之于肝。

若因肝阴不足，肝血内虚，或肝阳上亢、肝郁瘀阻、肝气横逆，或肝郁化火（风）而扰动肝魂，令魂不守舍，则当从肝论治不寐。

临床特点：以多梦、梦呓，甚则梦魇、梦游为主。

常见证型：肝阳上亢、肝郁化火（风）、肝郁瘀阻、肝气横逆（犯胃）、肝血不足、肝亢肾虚等证。

1. 肝阳上亢（实证）

病因病机：肝为刚脏，阴常不足，阳常有余，肝阳易于亢盛，肝风内动，上扰清窍，也可见少眠多梦等症。

临床表现：主要表现为夜寐早醒，头晕胀或痛，耳鸣，急躁易怒，面红，口干，大便干结，苔黄，舌暗红或绛红，脉弦，或血压偏高。

治则治法：平肝潜阳，活血安神。

代表方剂：天麻钩藤汤加减。

2. 肝郁化火（风）（实证）

病因病机：肝体阴而用阳，怒为肝之志，情志之变，郁而化火，上扰心神，可见不寐等症。

临床表现：主要表现为心烦难寐，急躁易怒，面时升火，口舌生疮，大便干结，或手抖，周身肌肉不固定跳动或气样走窜不安，腿足多动不宁，苔黄，舌红，脉细微弦。

治则治法：疏肝解郁，清热安神（息风）。

代表方剂：解郁熄风汤加减。

3. 肝郁瘀阻（实证）

病因病机：肝郁日久，失于疏泄，气机郁滞，血行不畅，血脉瘀阻，则肝魂失养，魂不归藏则不寐。

临床表现：主要表现为情志不畅，入夜难寐，心烦郁闷，胸脘胀痛或两胁胀痛，寡言少语，面色无华，眼眶晦暗，眶下色斑，舌紫暗，舌瘀斑点。

治则治法：疏肝解郁，活血安神。

代表方剂：甘麦苦参汤加减。

4. 肝气横逆（犯胃）（实证）

病因病机：情志不畅，气郁不舒，肝气横逆犯胃，胃失和降，以致胃不和则卧不安。

临床表现：睡卧不安，胃脘胀闷，胃脘时嘈杂，泛酸，嗳气频作，两胁隐痛，或走窜刺痛，喉间有异物感，苔黄腻，舌暗红，脉细微弦。

治则治法：疏肝解郁，和胃安神。

代表方剂：疏肝和胃方加减。

5. 肝血不足（虚证）

病因病机：因"肝藏血，血舍魂"，故肝血不足则魂不守舍，可见卧寐不安等症。

临床表现：主要表现为寐中多梦或梦呓，晨起头目眩晕，或视瞻昏渺，兼见心悸或神情郁郁不乐，面色青白不华，或指甲枯白不润，苔薄舌淡而坚敛，脉沉细弦。

治则治法：柔肝养血，安神养心。

代表方剂：小营煎合酸枣仁汤。

6. 肝亢肾虚（虚实夹杂证）

病因病机：因"肝藏血，血舍魂"，故肝血不足则魂不守舍，可见卧寐不安等症。

临床表现：主要表现为夜寐早醒，头晕胀或痛，时耳鸣，心烦易怒，腰酸，尿频或尿难控，或足跟痛，时潮热自汗出，月经紊乱，量少，或停经。

治则治法：平肝益肾，活血安神。

代表方剂：仙地汤。

二、从"心"辨治

"心者，君主之官也，神明出焉"（《素问·灵兰秘典论》）。心为五脏之首，主血脉、神志。作为五脏六腑之大主，乃精神之所舍也，故"心藏神"之生理功能若有障碍、异常，则可出现精神意识的异常而见失眠、多梦等症。

另外，心在五行属火，舍神。每因阴精不足，或血虚，或血瘀，或心火过亢，或风痰内扰等，致使神不安舍于心，而见"迟寐""不寐"。

临床特点：以迟寐、不寐为主。

常见证型：痰火扰心、心血瘀阻、心火炽盛、阴虚火旺、心血不足、心胆气虚等证。

1. 痰火扰心（实证）

病因病机：多由五志化火，炼液成痰，痰火内盛，或外感热邪，热邪灼液成痰，热痰内扰引起此证。《古今医统大全》曾载"痰火扰心，心神不宁，思虑过伤，火炽痰郁，而致不寐者……真阴不升而心阳独亢，亦不得眠"，即是此证。

临床表现：主要表现为心烦心悸、口苦失眠、多梦易惊、面赤气粗、便秘尿赤，甚则神志失常、胡言乱语、哭笑无常、狂躁妄动，舌红苔黄腻，脉弦滑有力。

治则治法：清热化痰，宁心安神。

代表方剂：黄连温胆汤。

2. 心血瘀阻（实证）

病因病机：瘀血阻滞于心则心之气血运行不畅，心神失于濡养，神不安舍于心，而致迟寐甚至不寐。

临床表现：主要表现为不寐或迟寐兼见烦躁不宁，或胸中刺痛，或口干而不欲饮，或面有红丝赤缕，舌尖或紫斑或瘀点，脉细而涩。

治则治法：活血化瘀，养心安神。

代表方剂：益气活血汤加减。

3. 心火炽盛（实证）

病因病机：心火炽盛，扰动心神，故见心烦不寐。

临床表现：主要表现为躁扰不安，心烦不寐，口干舌燥，小便短赤，口舌生疮，舌尖红，苔薄黄，脉数有力或细数。

治则治法：清心泻火，镇神宁心。

代表方剂：朱砂安神丸。

4. 阴虚火旺（虚证）

病因病机：心之阴精不足则不能养神，神失所养不安舍于心，而致迟寐甚至不寐。

临床表现：主要表现为烦躁不寐，兼见潮热盗汗，或手足心热，苔薄舌红，脉细数或弦数。

治则治法：养心阴以安心神。

代表方剂：酸枣仁合麦地汤加减。

5. 心血不足（虚证）

病因病机：心血不足无以养神，而致心神失养，发为不寐。正如《景岳全书》所言，"无邪而不寐者，必营气之不足也，营主血，血虚则无以养心，心虚则神不守舍"。

临床表现：主要表现为不寐伴有心悸盗汗，或怔忡恍惚，或头目眩晕，或咽干口燥，或面白无华等，苔薄舌淡白不红，脉沉细弱。

治则治法：补心血而安心神。

代表方剂：补血安神汤加减。

6. 心胆气虚（虚证）

病因病机：《沈氏尊生书》载"心胆俱怯，触事易惊，梦多不详，虚烦不寐"。

临床表现：主要表现为心烦不安，紧张难寐，多梦易醒，胆怯心虚，倦怠乏力，气短自汗，舌淡苔薄，脉弦细。

治则治法：益气镇惊，安神定志。

代表方剂：安神定志丸合酸枣仁汤。

三、从"脾"辨治

脾居中焦，属土，舍意，主运化、升清、统摄血液。饮食物消化和吸收依赖于脾的运化，水谷精微才能"灌溉四旁"和布散全身，所以有"后天之本"之称。正如《医宗必读》中说："一有此身，必资谷气，谷入于胃，洒陈于六腑而气至，和调于五脏而血生，而人资之以为生者也，故曰后天之本在脾。"因而气血充足与否，与脾关系密切。若气血不充，意失所养，不安舍于脾，则喜忆往事，思及将来，思虑绵绵不绝如缕，而令人迟寐甚至不寐。

临床特点：以思虑纷纭而致迟寐或不寐为主。

常见证型：痰热内扰、心脾两虚等证。

1. 痰热内扰（实证）

病因病机：脾失健运，积湿生痰，因痰生热，痰热互结，扰乱心神，故心烦不寐。

临床表现：主要表现为胸闷，心烦不寐，惊悸胆怯，泛呕黏痰，嗳气时作，并有头晕目眩，口苦，舌红苔黄腻，脉滑数。

治则治法：清热化痰，理气和胃。

代表方剂：十味温胆汤合礞石滚痰丸。

2. 心脾两虚（虚证）

病因病机：脾虚则生化无源，不能上奉于心，致心神不安，诚如《景岳全书》所言"劳倦思虑太过者，必致血液耗亡，神魂无主，所以不眠"。《类证治裁》亦有所载，"思虑伤脾，脾血亏损，经年不寐"。

临床表现：主要表现为多梦易醒，心悸健忘，自汗、盗汗，神疲食少，头晕目眩，四肢倦怠，面色少华，舌淡苔薄，脉细无力。

治则治法：补益心脾，养心安神。

代表方剂：归脾汤。

四、从"肺"辨治

肺为华盖，脏腑娇嫩，其生理功能主气、司呼吸、宣发肃降、通调水道、朝百脉主治节。虽然从肺的生理功能分析，肺看似与不寐联系较少，然《素问·病能论》有云："肺者脏之盖也，肺气盛则脉大，脉大则不得偃卧"，足见不寐与肺亦有关。

同时，诚如根据《灵枢》所载"卫气者，昼日行于阳，夜行于阴……若卫气独卫其外，行于阳，不得入于阴，故目不瞑""夫邪气之客人也，或令人目不瞑，不卧出者……厥气客于五脏六腑，则卫气独卫其外，行于阳，不得入于阴；行于阳则阳气盛，阳气盛则阳跷陷，不得入于阴，阴虚，故目不瞑"，可知，寐寤是否有常、有序与卫气关系紧密，而卫气的形成及运行正常与否，则均依赖肺之宣发肃降，这也说明了不寐与肺的内在联系。

故而，若因肺气阴不足，或肺气虚弱，魄无以为藏，症可见不寐；若风痰上扰或痰湿蕴肺，肺失宣发，魄受搅扰，不能安舍于肺，惕惕然如惊，亦可见不寐。

临床特点：以易寤、频寤为主。

常见证型：营卫不和、痰湿内盛、风痰上扰、肺气不足、肺阴不足等证。

1. 营卫不和（虚实夹杂证）

病因病机：营阴不足，致使营卫循行不相协调，夜间卫气不能随营气循行于阴经或内脏，则削弱了营气的濡养功能，营卫不能内助五脏敛涵其神气，神气浮越则"夜不瞑"；晨起卫气出于营阴，营阴不足，卫气内伐，羁留营间，营气不能随卫气运行于阳经或体表，卫气的温养和防御作用就会减弱，从而出现"昼不精"。

临床表现：主要表现为夜间睡卧不宁，烦躁不安，梦多易醒；晨起精神倦怠、反应迟缓、昏昏欲睡。

治则治法：调和营卫，宁心安神。

代表方剂：桂枝加龙骨牡蛎汤加减。

2. 痰湿内盛（实证）

病因病机：痰湿内阻，清阳不升，阳不入阴，发为不寐。

临床表现：不寐伴头晕，咳嗽痰多，食欲不佳，浑身乏力，恶心欲呕，或兼见胸胁痞胀、喉中痰鸣，舌苔厚腻，脉滑。

治则治法：健脾燥湿，行气祛痰。

代表方剂：白术丸合温胆汤。

3. 风痰上扰（实证）

病因病机：风痰上扰阻络，则心之气血运行不畅，心神失于濡养，神不安舍于心。

临床表现：主要表现为胸膈痞闷不舒，神困欲寐而不得寐，兼见呕呃时作，眩晕，舌质淡红，苔白厚腻，脉缓略滑。

治则治法：理气化痰，息风安神。

代表方剂：涤痰熄风汤加减。

4. 肺气不足（虚证）

病因病机：肺气不足，不能养魄，魄失所养，不能安舍于肺，惕惕然如惊，或易寤，或频寤。

临床表现：主要表现为呼吸气短，自汗乏力，或面色萎白，动辄气喘，苔薄舌淡而嫩，脉虚或弱。

治则治法：补益肺气，安神定魄。

代表方剂：补肺汤合桂枝加龙骨牡蛎汤。

5. 肺阴不足（虚证）

病因病机：肺失肃降，耗伤肺阴，致呛咳无痰，夜卧难寐。

临床表现：主要表现为呛咳阵作，时而升火，辄夜为甚，重则咳嗽而引激胸闷胀痛，心烦不安，夜卧难寐，兼见口干咽燥，大便偏干或便秘，数日一行。

治则治法：滋阴补肺，理气安神。

代表方剂：沙参麦冬汤合桂枝加龙骨牡蛎汤。

五、从"肾"辨治

肾处腰际，五行属水，受五脏六腑之精而藏之，故肾为五脏藏精之本，舍志。肾虚者精亏，精亏则不养志，志失所养，不安于舍，则令人早寐。同时，肾主司水液代谢。若肾气不足，三焦气化失司，膀胱通调水道不利，而致尿频、尿急或失控，亦会发为不寐、心烦不安等症。

临床特点：以夜寐早寤为主。

常见证型：心肾不交、肾阳虚衰等证。

1. 心肾不交（虚实夹杂证）

病因病机：因心火亢盛，肾阴不足，不能上奉于心，导致水不济火，心火独亢，扰动心神而致神无安宁，睡卧不安。《景岳全书》所言"真阴精血不足，阴阳不交，而神有不安其室耳"亦是此理。

临床表现：主要表现为难以入睡，甚则彻夜不眠，头晕耳鸣，潮热盗汗，五心烦热，健忘多梦，腰膝酸软，遗精，舌红少苔，脉细数。

治则治法：交通心肾，补心安神。

代表方剂：交泰丸合黄连阿胶汤加减。

2. 肾阳虚衰（虚证）

病因病机：肾阳虚衰，卫阳失养，阳不交阴，发为不寐。戴原礼《秘传证治要诀及类方》中言"不寐有二种，有病后虚弱及年高人阳衰不寐"，即是对该证的论述。

临床表现：主要表现为不寐伴有畏寒肢冷，腰膝酸软，食少便溏，面色白，或有阳痿、水肿等。

治则治法：温补肾阳，潜镇安神。

代表方剂：金匮肾气丸。

------------------------------- 参 考 文 献 -------------------------------

王翘楚，许红，苏泓. 2005. 五脏皆有不寐及从肝论治法. 上海中医药大学学报，19（4）：3，4.

张星平，巴哈尔·哈德尔. 2010. 中医不寐五神分型诊断法研究及其临床运用. 全国第十一次中医诊断学术年会论文集.

治疗篇

第六章　失眠症的药物治疗

慢性失眠障碍是临床中常见的问题，其治疗包括心理治疗、药物治疗、物理治疗、中医治疗和综合治疗等。虽然现在非药物疗法得到推崇，但是药物治疗仍然是最普遍且接受度较高的有效治疗手段。

目前药物治疗可大致分为四类：①经美国食品药品监督管理局（Food and Drug Administration，FDA）批准，基于大量临床疗效评价及安全评估，可以用来治疗失眠症的药物；②经 FDA 批准，虽不针对失眠症但含有镇静作用的药物；③经 FDA 批准，可作为睡眠辅助用药的非处方药；④其他制剂，多由不受管制的化合物组成，不受管制的药物常常属于补充和替代医学领域，在国外，多为单一化合物，如褪黑激素、L-色氨酸、植物提取物或缬草制剂等，这些产品可能是从植物的根、茎、花、芽、叶或衍生合成；在国内，中药制剂常作为失眠症的辅助治疗，甚至可部分替代西药治疗。

本章将重点讨论已被 FDA 批准用于治疗失眠症的药物，此外，还将具体阐述临床用药原则及注意事项。

一、苯二氮䓬类受体激动剂

苯二氮䓬类受体激动剂自 20 世纪 70 年代起便作为失眠症药物治疗方法中的重要组成部分。目前，它也被国际上认可作为失眠症的一线治疗药物。

这类药物的名称源于其作用机制，主要涉及位于 GABA 上苯二氮䓬受体的激活，通过影响 Cl^- 通道的开放，最终达到增强抑制 GABA 作用的目的。

其中，部分药物含有苯二氮䓬化学结构式，因此被称为苯二氮䓬类药物，如艾司唑仑、氟西泮、夸西泮、替马西泮、三唑仑；而另一些新型药物则不含有苯二氮䓬化学结构式，称为非苯二氮䓬类药物，这类药物名称多以"Z"开头，因此又被称为"Z"类镇静催眠药，如扎来普隆、唑吡坦、艾司佐匹克隆。

1. GABA-BZ-Cl^- 离子通道复合体（GABA-benzodiazepine-chloride ionophore complex，GBC）

中枢神经系统最主要的抑制性神经递质 GABA，其受体分为 GABA—A 和 GABA—B 两种亚型。GABA—A 受体是一种配体门控 Cl^- 通道，该复合体由 GABA 识别位点、BZ 识别位点和 Cl^- 通道组成，因此又被称为 GBC。

该复合体主要是由 5 个亚基组成的五边形寡聚体，中心则形成 Cl^- 通道（图 6-1）。

亚基主要包括五种，分别是 α、β、γ、ε、ρ，最典型的 GBC 复合体由 2 个 α 亚基（α1～α6）、2 个 β 亚基（β1～β3）和 1 个 γ 亚基（γ1～γ3）组成。除此之外，α、β、γ、ρ 亚基分别还有亚型，如 α1、α2、α3 等。苯二氮䓬Ⅰ型受体，即 2 个 α1，2 个 β2 和 1 个 γ2 亚基组成，约占 GABA—A 受体总数的 60%，广泛分布于大脑的大部分区域，包括海马和大脑皮质神经元。苯二氮䓬Ⅱ型受体，由 2 个 α3、2 个 β2 和 1 个 γ2 亚基组成，主要分布于脊髓神经元和海马锥体神经元。然而至今为止，受体亚型的总数尚不清楚。大多数传统的苯二氮䓬类能与这两种受体结合，而非苯二氮䓬类药物与苯二氮䓬Ⅰ型受体有更高的亲和力，这种选择性结合是其药理作用的主要机制，因此有学者将唑吡坦的安眠作用归因于 α1 亚基作用。

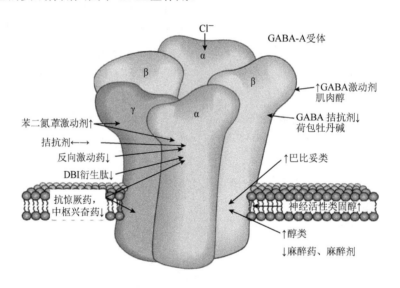

图 6-1　GABA-A 受体

资料来源：Kryger M H，Roth T，Dement W C，et al. Principles and Practice of Sleep Medicine. 6th ed. Philadelphia：Elsevier Saunders，2016
↑Cl⁻流量增加；↓Cl⁻流量减少；←→Cl⁻返回到静止状态

在 GBC 中，GABA 识别位点位于 α 和 β 亚基之间，而苯二氮䓬识别位点位于 α 和 γ 亚基之间。正常情况下，GABA 与 GBC 上的 GABA-A 受体结合，Cl⁻通道开放，Cl⁻内流，细胞超极化，最终达到抑制效应。因为苯二氮䓬类受体激动剂是作用于 GABA-A 受体的正性变构调质，当苯二氮䓬类药物和非苯二氮䓬类药物与 GBC 上的苯二氮䓬受体结合时，GABA-A 受体结构发生改变，与 GABA 结合力增强，从而使 Cl⁻通道开放的频率增加，最终达到抑制效应。这些与苯二氮䓬受体结合且能增强 GABA 开放 Cl⁻通道的药物称为苯二氮䓬类受体激动剂。

正如之前所述，苯二氮䓬类受体激动剂包括苯二氮䓬类药物（如替马西泮、三唑仑等）和非苯二氮䓬类药物（如唑吡坦、扎来普隆、艾司佐匹克隆）两类。两类药物的作用机制大致相同，其产生的作用包括镇静（催眠）、遗忘、抗焦虑、肌肉松弛等，而这是由不同类型的 GABA-A 受体所决定的。例如，含 α1 亚基的 GABA-A 受体可以产生镇静（催眠）、遗忘、抗惊厥的作用，含 α2 和 α3 亚基的 GABA-A 受体可以产生抗焦虑和肌肉松弛作用。由于不同 α 亚基组成的 GABA-A 受体在中枢神经系统中分布不同，其产生的作用也不尽相同（表 6-1）。

表 6-1　GABA-A 受体 α 亚基及其作用

GABA-A 受体 α 亚基	作用	所占 GABA 受体的比例	分布
α1	镇静、遗忘、抗痉挛	60%	所有脑区 皮质，海马
α2	抗焦虑、肌肉松弛	15%～20%	皮质、海马、杏仁核、前脑、下丘脑
α3	抗焦虑、肌肉松弛	10%～15%	大脑皮质、丘脑（网状核）
α4、α6	对苯二氮䓬不敏感	<5%	齿状回
α5	与苯二氮䓬亲和力强、与唑吡坦亲和力弱、苯二氮䓬耐受	<5%	大脑皮质、海马

替马西泮、三唑仑等苯二氮䓬类药物对多种类型 GABA-A 受体都有高度亲和力，而非苯二氮䓬类药物对含有某些亚基成分的受体具有优先结合能力。唑吡坦和扎来普隆对含有 α1 亚基的 GABA-A 受体具有高度亲和力，对含有 α2 或 α3 亚基的 GABA-A 受体亲和力较弱，而对含有 α2 亚基的 GABA-A 受体无明显亲和力，因此其镇静催眠作用相较于其他药物会更强，而抗焦虑和肌肉松弛的作用较差。当然，这种选择性的结合是相对的，在大剂量的情况下，其能与含有 α1、α2 和 α3 亚基的多种 GABA-A 受体结合。艾司佐匹克隆（及其外消旋体佐匹克隆）与 α1、α2、α3、α5 亚基有相近的亲和力，其与受体结合的方式更类似传统的苯二氮䓬类药物，但长时间服用并不产生与苯二氮䓬类药物相似的副作用，因此其药理性质并不完全归因于对 GABA-A 受体的选择性。临床中，如果一个失眠症患者存在焦虑情况，那么唑吡坦和扎来普隆的临床疗效会略差，而艾司佐匹克隆因对 α2 亚基有更好的亲和力，或许会有部分抗焦虑的作用。

非苯二氮䓬类药物与受体选择性结合这一特征的临床重要性仍有待研究，但苯二氮䓬类受体激动剂临床疗效的差异不仅取决于与受体的亲和力，更重要的在于药物代谢动力学特征，尤其是半衰期的差异，这是药物作用持续时间的决定因素。

2. 苯二氮䓬类受体激动剂的镇静作用及其对睡眠的影响

ICSD-3 中将失眠症状分为入睡困难、睡眠维持困难和早醒，临床医生可以通过多种睡眠评估方式（如主观量表、睡眠日记、客观监测仪器等）评判患者的失眠情况，以此选择治疗药物。大多数临床试验表明苯二氮䓬类受体激动剂对失眠症有明显改善作用且短期服用安全性较高，Meta 分析也证实了该类药物的短期疗效。本节中主要讨论经 FDA、国家市场监督管理总局批准的不同苯二氮䓬类受体激动剂药物对睡眠的影响。相关苯二氮䓬类受体激动剂药物详见表 6-2。

表 6-2　常用苯二氮䓬类受体激动剂药物及其应用（经 FDA 或 CFDA 批准）

	药物名称	药物规格（mg）	口服推荐剂量	起效时间	半衰期（h）	适应证	FDA/CFDA批准	部分不良反应
非苯二氮䓬类药物	扎来普隆	5、10 胶囊	10mg qhs，最大 20mg；5mg hs，适用于老年人，中度肝功能损伤者，或合并使用西咪替丁者	10～20min	短效；1	SOI	是/是	紧急药物当仅有 4h 卧床时间
	唑吡坦	5、10 片剂	10mg hs，最大 10mg；5mg hs，适用于老年人和中度肝功能损伤者	10～20min	短效；2.5	SOI	是/是	异态睡眠，包括睡吃症、梦游
	艾司佐匹克隆	1、2、3 片	2～3mg qhs，最大 3mg；1mg qhs，适用于老年人和肝功能损伤（最大 2mg）者	10～30min	中效；6～9	SOI，SMI	是/是	部分存在味觉异常，金属味
	佐匹克隆	3.75、7.50 胶囊	7.5mg qhs，最大 7.5mg；3.75mg hs，适用于老年人	10～30min	短效；5	SOI，SMI	否/是	口苦
苯二氮䓬类药物	三唑仑	0.125、0.25 片剂	0.125～0.25mg qhs；0.125m hs，适用于老年人	10～20min	短效；2～5	SOI	是/是	反弹性失眠，非一线用药
	艾司唑仑	1、2 片剂	1～2mg hs；0.5mg qhs，适用于老年人及虚弱者	15～30min	中效；8～24	SOI，SMI	是/是	日间残留症状，嗜睡
	替马西泮	7.5、15、30 胶囊	15～30mg hs；15mg qhs，适用于老年人及虚弱者	45～60min	中效；8～20	SOI，SMI	是/否	起效延迟
	氟西泮	15、30 胶囊	15～30mg hs；15mg hs，适用于老年人及虚弱者	15～30min	长效；47～100	SMI	是/否	日间残留症状，活性代谢产物，可引起嗜睡

注：qhs：每天临睡前；hs：临睡前；SOI：入睡困难型失眠；SMI：维持困难型失眠；FDA：美国食品药品监督管理局；CFDA：国家市场监督管理总局。

一般认为，睡眠潜伏期的缩短是由于催眠效应的迅速提升，而药效持续时间越长（即较长的半衰期或更高的剂量，或两者皆有），该药物在睡眠维持作用方面的效果则越好，可以起到减少入睡后清醒总时间、增加总睡眠时间的作用。因此，在适当的剂量下，苯二氮䓬类受体激动剂可以减少入睡潜伏期并增加总睡眠时间。唯一例外的是扎来普隆，其药效持续时间短，对增加总睡眠时间的作用不大，但其优势在于日间残留镇静作用最少。

唑吡坦的半衰期较扎来普隆长，但比艾司佐匹克隆短。在某些患者身上，唑吡坦或许不能增加总睡眠时间，故在国外市场上唑吡坦缓释剂型应运而生。当然，也有部分睡眠维持困难的失眠症患者服用普通剂型的唑吡坦也有疗效。针对一种特殊情况的失眠症患者（半夜醒转后难以入睡），唯一被 FDA 批准的可以在半夜服用的药物为唑吡坦舌下含服制剂。值得注意的是，虽然扎来普隆的半衰期短，但其并没有被 FDA 批准用于半夜服用。

唑吡坦缓释剂型、艾司佐匹克隆、艾司唑仑、替马西泮的药物半衰期较长，与半衰期较短的药物相比，其改善睡眠维持困难的效果更好。之前提到，艾司佐匹克隆因为与 α2 亚基有更好的亲和力，也许临床中会有部分抗焦虑作用。而艾司唑仑、替马西泮主要用于治疗睡眠维持困难者，特别是短效药物疗效欠佳时。

多导睡眠图监测的研究显示，服用苯二氮䓬类受体激动剂后，入睡潜伏期和入睡后清醒总时间普遍降低，总睡眠时间明显增加。研究者同时也观察到，苯二氮䓬类受体激动剂可以增加睡眠梭波，加快背景脑电频率。多数苯二氮䓬类药物通过降低慢波波幅而减少 N3 期，但对 REM 睡眠的影响较少，仅轻微降低 REM 睡眠。而非苯二氮䓬类药物对正常睡眠结构破坏较少，主要表现为对 N3 期影响较小，甚至可能改善原本慢波睡眠基线水平较低的情况（表 6-3）。因此，非苯二氮䓬类药物在缩短主客观睡眠潜伏期的作用下，比苯二氮䓬类药物更安全，尤其对年轻患者和女性患者的效果更明显。

表 6-3　苯二氮䓬类受体激动剂对睡眠的影响

•改善睡眠的连续性 缩短入睡潜伏期（短效和中效苯二氮䓬类受体激动剂） 增加总睡眠时间（中效苯二氮䓬类受体激动剂） 减少入睡后清醒总时间（中效苯二氮䓬类受体激动剂）
•减少 N3 期 降低慢波波幅（α1 选择性苯二氮䓬类受体激动剂药物对此影响较少） 增加睡眠梭波，加快背景脑电频率
•减少 REM 睡眠：α1 选择性苯二氮䓬类受体激动剂药物对此影响较少

当然，由于慢波睡眠的功能还没有明确，药物性抑制慢波睡眠在临床中是否有特殊意义尚不清楚。同样，REM 睡眠轻度减少是否对心理产生影响尚未得出一致结论，部分研究人员认为 REM 睡眠剥夺的心理影响没有原来认为的那么简单，在抑郁症患者中，REM 睡眠剥夺可作为一种治疗方法，那么轻度的 REM 睡眠抑制是否可以理解为临床优势还有待进一步的研究。

近年来，神经影像学技术的发展也为洞察苯二氮䓬类受体激动剂如何影响大脑提供了技术支持。正电子发射断层成像研究表明服用艾司佐匹克隆后，从清醒进入 N3 期的过程中，中脑和脑桥网状结构的代谢活动迅速下降。研究者认为，这是药物减少了失眠常见的过度觉醒，即提高了觉醒阈值。但慢波睡眠被认为是觉醒阈值最高的睡眠时段，如何解释苯二氮䓬类受体激动剂在提高觉醒阈值的情况下却减少了慢波睡眠，有待今后深思。

部分苯二氮䓬类药物并未被 FDA 批准用于治疗失眠症，但临床中发现，部分失眠症患者若存在焦虑情绪。其疗效相比，FDA 批准的药物可能更好，详见表 6-4。

表 6-4　常用苯二氮䓬类受体激动剂药物及其应用

（未经 FDA 和 CFDA 批准用于失眠症的治疗）

药物名称	药物规格（mg）	口服推荐剂量（mg）	达峰时间（h）	半衰期（h）	适应证	部分不良反应
阿普唑仑	2 片剂	2	0.6～1.4	中效；6～20	SMI	明显的撤药反应
氯硝西泮	0.5、1.0、2.0 片剂	0.25～0.5 qhs	1～3	长效；18～50	SMI	日间残留镇静作用 强效苯二氮䓬类受体 激动剂
劳拉西泮	0.5、1.0 片剂	0.5～1.0 qhs	1～3	长效；14	—	镇静、步态不稳 可引起戒断反应

注：qhs：每天临睡前；SMI：维持困难型失眠。

3. 苯二氮䓬类受体激动剂的不良反应

日间残留的镇静作用是苯二氮䓬类受体激动剂药物最主要的副作用之一，因此，服用苯二氮䓬类受体激动剂类药物的患者应该保证服药当天有足够的卧床时间，而且禁止将苯二氮䓬类受体激动剂与其他镇静药物、酒一起服用。总体来说，短效药物引起日间残留的可能性较小。以唑吡坦缓释片为例，2013 年，FDA 建议在药品说明书中警示，服用唑吡坦缓释片的患者在第 2 天存在驾驶损伤风险及警觉性受损的可能。研究显示，唑吡坦浓度在第 2 天仍处于较高水平，这将影响大脑的反应、协调能力，而女性唑吡坦的代谢速度较男性慢，因此相关风险更大。FDA 同时建议，唑吡坦（正常剂型）的起始剂量，女性或老年男性应为 5mg，年轻男性可为 5mg 或 10mg。肝功能不全的患者，剂量应该更低。如果较低剂量效果欠佳（5mg），剂量可以增至 10mg。然而，更高剂量有可能会增加白天不良反应的可能。与此同时，FDA 也将艾司佐匹克隆的推荐起始剂量降至 1mg（无论是男性还是女性）。

尽管普遍认为苯二氮䓬类受体激动剂药物，特别是苯二氮䓬类药物存在药物耐受，但大部分研究并没有直接证据证实该猜测。撤药反应和反弹性失眠也是苯二氮䓬类受体激动剂药物中常见的不良反应。撤药反应，指停药后出现新的不适症状如心悸、焦虑、胃肠道症状等，一般可持续数周。与受体有较高亲和力的药物如劳拉西泮、咪达唑仑、三唑仑等，撤药反应较大。反弹性失眠是指由于突然停药后，尤其是短效药物，出现比原来更严重的失眠。虽然非苯二氮䓬类药物出现该现象的可能性明显低于苯二氮䓬类药物，但这两种药物均可能出现失眠反弹，因此推荐临床医生缓慢减药（持续数周至数月）。而三唑仑因容易引起反弹性失眠，已不再作为一线用药推荐。

服用苯二氮䓬类受体激动剂还存在其他潜在风险，包括顺行性遗忘（学习和保留新鲜事物的能力减少）、共济失调（跌倒风险）、恶心等。近几年，研究者发现苯二氮䓬类受体激动剂类药物可能会引起一些睡眠异常行为，如梦游、梦食等，其中唑吡坦最容易出现梦游和梦食。

另外，由苯二氮䓬类受体激动剂引起的呼吸抑制虽不常见，但是患有阻塞性睡眠呼吸暂停低通气综合征或严重肺部疾病的患者，应谨慎服用苯二氮䓬类受体激动剂，且应避免与其他中枢神经抑制剂合用，如乙醇、麻醉剂。

大多数苯二氮䓬类受体激动剂的不良反应与药物剂量有关，有些不良反应（如日间残留）与特定药物的药代动力学性质有关。其他与出现不良反应有关的危险因素包括年龄的增长，服用过其他镇静药物和饮酒，有异态睡眠病史，以及本身存在失眠的素质。一项关于老年人使用苯二氮䓬类受体激动剂评估疗效和副作用的 Meta 分析指出，服用苯二氮䓬类受体激动剂带来的好处大于其带来的坏处。

4. 苯二氮䓬类受体激动剂药物的选择及使用注意事项

当患者因睡眠障碍的存在或可能而感到严重困扰时，或医生认为睡眠障碍对患者的健康产生不利影响时，应考虑使用镇静催眠药治疗。全球范围也普遍认可，对于大多数失眠症患者来说，苯二氮䓬类受体激动剂是短期治疗失眠的有效手段。

选择苯二氮䓬类受体激动剂，应考虑到药物的药代动力学特征和患者自身情况（年龄、失眠类型及严重程度、合并疾病等）。药代动力学特征中，药效持续时间是选择药物的重要因素。短效药物对入睡困难型失眠更有效果，但是对维持困难型失眠效果欠佳。三唑仑是一种短效药物，但是有明显的失眠反弹。中效药物可以用于治疗入睡困难和睡眠维持困难者，但是可能会在部分患者身上出现日间残留效应。艾司唑仑便属于中效苯二氮䓬类受体激动剂。

另外，将苯二氮䓬类受体激动剂与食物一起服用，会延迟药物的起效时间。有时候患者可能会对某个苯二氮䓬类受体激动剂无效，但对其他的苯二氮䓬类受体激动剂有效，因此若最初使用的苯二氮䓬类受体激动剂对失眠治疗无效，则应优先考虑选用同类药物中的其他药物。

值得注意的是，使用所有镇静催眠药应当确保患者留有充裕的卧床休息时间，一般应为 7～8h。现在普遍认为，服用扎来普隆、唑吡坦（舌下含服制剂）可仅留有 5h 或更少的卧床时间，一般白天无残留影响。如前所述，舌下含片制剂唑吡坦是唯一批准用于半夜难以入睡患者的药物，主要用于两类患者：一是只有半夜一次长时间觉醒的失眠症患者；二是间断出现入睡困难的患者。

剂量和治疗方案应该是个体化的，在患者同意的基础上，由医生进行监控，应确保药物只能在规定的时间和频率下服用。初始剂量应为临床上最低的剂量，在治疗开始后 3～5 个晚上，医生与患者共同判断药物的有效性，然后根据有效性和安全性适当调整剂量。一般不允许患者自行调整剂量，特别是在治疗早期，因为剂量波动会使患者出现的睡眠变化变得难以解释。一旦达到有效剂量后应不轻易调整药物剂量。

最后，镇静催眠药的给药原则应包括按需、间断、足量。镇静催眠药可以每天睡前，或规定时间（如每隔 3 晚），或根据需要服用。在比较持续服用和间断服用镇静催眠药的情况下一些研究表明，间断服用药物也是有效的。Walsh 和他的同事比较了

治疗篇

唑吡坦 10mg（按需超过每周 3 晚但不超过每周 5 晚）和安慰剂的作用，服用药物的效果明显优于安慰剂组。Hajak 和他的同事比较每夜服用唑吡坦、安慰剂（每周 2 晚）和唑吡坦（每周 5 晚）三组的结果，发现服用唑吡坦的两组都优于安慰剂组。

已有研究表明，部分苯二氮䓬类受体激动剂药物服用 6 个月或更长时间以上仍有疗效。但在此，我们仍然建议临床医生：苯二氮䓬类受体激动剂应该在最低有效剂量的基础上，尽可能地减少使用时间，同时应明确，失眠症的认知行为疗法是一个可替代镇静催眠药的有效治疗手段。总体而言，镇静催眠药应该在最低有效剂量下短时间或间断使用。对于老年人或是有肝功能损害的患者，建议谨慎使用，且尽可能地降低剂量，因为大部分苯二氮䓬类受体激动剂通过肝脏代谢。其他用药注意事项和选药依据详见表 6-5。

表 6-5　苯二氮䓬类受体激动剂的注意事项及选择依据

一般注意事项
1. 尽可能地选择最低剂量，应用最短时间
2. 建议空腹服用苯二氮䓬类受体激动剂
3. 苯二氮䓬类受体激动剂不建议用于护士或妊娠妇女
4. 快速减少剂量和撤药会引起的撤药反应，如反弹性失眠
5. 阻塞性睡眠呼吸暂停或有肺部疾病（如慢性阻塞性肺疾病）患者应谨慎服用
6. 不要与酒精类同服；与其他镇静剂合用需谨慎

药物选择依据
1. 症状类型（SOI、SMI，或两者皆有）和苯二氮䓬类受体激动剂药效持续时间
2. 治疗目标
3. 既往用药史（疗效欠佳或存在副作用）
4. 患者偏好
5. 药物价格
6. 是否有获得途径
7. 合并疾病情况
8. 如果有药物依赖史和酗酒史，应避免使用苯二氮䓬类受体激动剂
9. 药物的相互作用
10. 雷美替胺与氟伏沙明合用有潜在风险
11. 不良作用（如良性前列腺增生患者使用存在抗胆碱能作用）

注：SOI：入睡困难型失眠；SMI：维持困难型失眠。

二、其他药物

除了苯二氮䓬类受体激动剂类镇静催眠药，还有部分药物作用机制异于 GABA 通路，其通过激动褪黑素受体、拮抗 5-羟色胺受体、拮抗组胺受体、拮抗食欲肽受体、拮抗去甲肾上腺素受体，以及拮抗多巴胺和乙酰胆碱受体等通路，最终起到镇静安眠作用。在这些药物中，除了褪黑素受体激动剂雷美替胺、三环类抗抑郁药多塞平和食欲肽受体拮抗剂苏沃雷生，其他药物均未被 FDA 批准用于治疗失眠症，而国内上述药物均未被国家市场监督管理总局批准用于治疗失眠症。本节主要阐述部分代表药物的临床效果及其在失眠症治疗中的潜在应用。

（一）抗抑郁药物

根据临床经验，部分被 FDA 批准用于治疗抑郁症的药物，可采用较低剂量作为失眠症的替代疗法，且低剂量治疗失眠症的作用已超过其减轻抑郁症状的作用。这部分药物可通过阻断一些关键的促醒神经递质受体（如 5-羟色胺、去甲肾上腺素和组胺）而起到镇静安眠作用。但是，不同种类抗抑郁药物的镇静作用差异较大（表 6-6），甚至一些选择性 5-羟色胺再摄取抑制剂（selective serotonin reuptake inhibitor，SSRI）会导致部分人群夜间睡眠的醒转。因此临床中仅部分抗抑郁药物用于治疗失眠症，如三环类抗抑郁药（多塞平、曲米帕明和阿米替林）、5-羟色胺受体拮抗剂（曲唑酮）、选择性去甲肾上腺素和 5-羟色胺受体拮抗剂（米塔扎平）。上述药物治疗原发性失眠的证据非常有限，FDA 仅批准多塞平作为失眠症的药物治疗，其他药物主要适用于抑郁和（或）焦虑伴发失眠的治疗。

表 6-6　部分抗抑郁药物的镇静效应

镇静作用	中性作用	刺激作用
米塔扎平	帕罗西汀	氟西汀
曲唑酮	西酞普兰	舍曲林
阿米替林	艾司西酞普兰	文拉法辛
多塞平		

1. 三环类抗抑郁药

临床中发现部分三环类抗抑郁药在治疗抑郁症时有一定镇静安眠作用，研究证实小剂量使用此部分药物可以改善抑郁症患者的入睡和维持情况，这其中包括多塞平、阿米替林和丙咪嗪。与此相反，部分三环类抗抑郁药没有明显的镇静作用，甚至对睡眠有负面影响，如地昔帕明和普罗替林。这可能和三环类抗抑郁药对不同神经递质结合能力的差异有关，有镇静作用的三环类抗抑郁药主要表现为对 5-羟色胺的活性，而无镇静作用的三环类抗抑郁药主要表现为对去甲肾上腺素的活性。因此有研究提出，低剂量使用含镇静作用的三环类抗抑郁药可作为失眠症的药物治疗，它们在口服吸收后的 1.5～6h 达到最大血药浓度（T_{max}），半衰期（$T_{1/2}$）为 10～50h。

客观多导睡眠图监测的结果与临床观察结果一致，显示阿米替林和多塞平可以缩短入睡潜伏期，增加总睡眠时间和减少入睡后清醒时间，而地昔帕明和普罗替林往往延长入睡潜伏期，减少总睡眠时间，增加入睡后清醒时间和夜间觉醒次数。三环类抗抑郁药对睡眠结构的影响还表现为 REM 睡眠的缩短（除曲米帕明外）。

三环类抗抑郁药类药物的副作用主要源于对组胺受体、乙酰胆碱受体、去甲肾上腺素受体的拮抗作用，服药患者可出现直立性低血压、口干、便秘、尿潴留、心律失常、食欲增加、体重增加等。这些药物的危险性和相关禁忌证、剂量相关，通常较低剂量使用时副作用较少，但即便是低剂量的三环类抗抑郁药类药物也应避免用于严重尿潴留患者及未经治疗的闭角型青光眼患者。

所有抗抑郁药物中，仅有多塞平被 FDA 批准用于治疗失眠症（国家市场监督管理总局尚未批准）。其作为抗抑郁药物的标准使用剂量为 75～300mg。临床研究显示，25mg、50mg 的多塞平与安慰剂相比，可以明显提高患者的主观睡眠质量，改善白天精神状态，多导睡眠图监测亦显示患者的入睡情况和睡眠维持情况均有改善。考虑到小剂量多塞平的药理作用主要为拮抗组胺 H_1 受体，因此越小剂量的多塞平可以越大程度上减少与其他受体的相互作用，以减少不必要的药物作用。近期研究者发现 1～6mg 多塞平可明显地改善失眠症患者的入睡困难和睡眠维持困难，尤其针对睡眠维持困难的患者，在每夜睡眠的后 1/3 时段（特别是第 8 小时）药效最明显。同时，服用 1～6mg 多塞平不存在明显的镇静残留作用或白天功能损害，部分受试者报告服用多塞平后出现嗜睡或恶心的症状。Meta 分析显示，服用 3mg 多塞平主要副作用包括头痛、腹泻、嗜睡和上呼吸道感染，6mg 剂量下则可能出现头痛和嗜睡风险轻度增加。综合考虑其在入睡后清醒时间、总睡眠时间和睡眠效率方面的改善作用及有限的不利影响，美国睡眠医学会专家组一致认为使用多塞平利大于弊。2010 年，FDA 批准 3mg、6mg 多塞平用于治疗维持困难型失眠，ICSD-3 建议成人的起始剂量为 6mg，老年人的起始剂量可为 3mg，每日总剂量不应超过 6mg，建议睡前 30min 服用，但对使用周期未明确限制。低剂量多塞平属于妊娠药物分级 C 类。由于缺乏滥用风险证据，美国管制（特殊）药品监督管理局认为其不属于管制用药。

2. 曲唑酮

第二代抗抑郁药物中曲唑酮是常用药物之一，同时也是抗胆碱能作用最小的抗抑郁药物。曲唑酮用于抑郁症的治疗剂量通常为 200～600mg，用于失眠症的治疗剂量通常为 25～100mg，T_{max} 为 1～2h，$T_{1/2}$ 为 7～15h，因此曲唑酮对入睡困难和睡眠维持困难都有潜在的治疗作用。

临床研究显示，针对原发性失眠患者，服用 50mg 曲唑酮 1 周后可明显缩短入睡潜伏期，增加总睡眠时间，减少入睡后清醒总时间，但在第 2 周治疗结束时，曲唑酮组与安慰剂组之间相比没有显著差异，这可能是因为安慰剂组的睡眠也有提高。其他研究发现曲唑酮在酗酒患者的戒酒过程中也能起到改善睡眠的作用。客观多导睡眠图监测研究显示，曲唑酮可以增加总睡眠时间，但对于增加慢波睡眠和抑制 REM 睡眠的结果并不一致。曲唑酮对肌肉无松弛作用且无滥用风险，适用于失眠合并抑郁，或合并阻塞性呼吸障碍，或有药物依赖史的患者。

曲唑酮最主要的副作用是阴茎持续勃起和直立性低血压。其他常见的副作用还包括镇静、头晕、头痛、口干、视物模糊、体重增加等。

3. 米塔扎平

米塔扎平的作用机制较其他抗抑郁药物更为复杂。它是 α_2-肾上腺素受体拮抗剂和 5-HT_{2A} 受体、5-HT_3 受体拮抗剂，可以增强突触前神经元释放去甲肾上腺素，从而特异性激动 5-HT$_1$ 受体；它同时发挥阻断突触后 5-HT$_2$、5-HT$_3$ 受体和组胺 H$_1$ 受体的作用。拮抗 5-HT$_2$ 受体和组胺 H$_1$ 受体可能与米塔扎平对睡眠的影响有关。

FDA 批准米塔扎平用于抑郁症的标准剂量为 7.5～45mg，而用于失眠症的剂量为 7.5～30mg，超过 30mg 时米塔扎平的镇静作用将大大减弱，而剂量越小（7.5mg 和 15mg）其镇静效果越好。该药物 T_{max} 为 0.25～2h，$T_{1/2}$ 为 20～40h，因此对入睡困难和睡眠维持困难的患者有一定疗效。

临床研究显示，米塔扎平可以改善抑郁症患者的主观睡眠感觉，包括入睡困难和睡眠维持困难。客观多导睡眠图监测结果亦提示，服用米塔扎平后抑郁症患者的入睡潜伏期明显缩短，总睡眠时间和睡眠效率显著增加，而且该药物对 REM 睡眠影响较小。由于米塔扎平作为抗抑郁药物的剂量和用于治疗失眠症的剂量接近，其更适用于抑郁症合并失眠的患者。

米塔扎平最主要的副作用是体重增加，其他还包括口干、便秘、日间嗜睡等，对肥胖、有严重肝功能异常和肾脏疾病的患者应慎用。与其他抗抑郁药一样，有双向情感障碍的患者应谨慎使用，避免诱发躁狂。

（二）抗精神病药物

在临床中，抗精神病药物有时也会用于治疗失眠症，总体来说其用于治疗失眠症的剂量要远低于用于治疗精神疾病的剂量，其中最常用于失眠治疗的药物包括喹硫平和奥氮平。

1. 喹硫平

喹硫平是第二代抗精神病药物，主要作用机制为拮抗组胺、多巴胺 D$_2$ 和 5-HT$_2$ 受体，低剂量使用时其药理作用主要表现为抗组胺作用。喹硫平常被用于治疗双相情感障碍和精神分裂症，临床使用时发现有 18%～34% 的患者服用喹硫平后白天出现明显的嗜睡症状，其 T_{max} 约为 1h，$T_{1/2}$ 约 7h。针对正常男性志愿者的临床研究显示，服用喹硫平后受试者的总睡眠时间、睡眠效率和 N2 期有所增加，而且入睡潜伏期和入睡后清醒总时间缩短。服用低剂量喹硫平亦可改善创伤后应激障碍患者的主观睡眠质量，缩短入睡潜伏期，甚至减少夜间惊恐发作。

基于临床经验，医生普遍认为喹硫平仅适合对传统镇静催眠药物效果欠佳的失眠症患者小剂量使用，不建议没有明显精神疾病的患者使用。为了权衡其助眠作用及白天残留嗜睡影响，建议使用剂量控制在 25～50mg。

喹硫平的副作用除了白天残留嗜睡之外，还包括 Q-T 间期延长、体重增加、葡萄糖不耐受、锥体外系症状、头痛、白细胞计数减少等。即使低剂量使用，喹硫平也能明显增加体重，因此可能会加重阻塞性睡眠呼吸暂停综合征。

2. 奥氮平

奥氮平对 5-羟色胺、多巴胺、胆碱能 M、组胺等多种受体均有亲和力，其 T_{max} 约为 5h，$T_{1/2}$ 可达 30h，在连续使用的情况下对白天精神状态有较大的影响。精神分裂症患者服用奥氮平后，客观多导睡眠图监测显示入睡后清醒总时间及 N1 期显著减少，总睡眠时间、N2 期和慢波睡眠显著增加。在健康受试者中，奥氮平可以缩短入睡潜伏期，增加总睡眠时间、睡眠效率和慢波睡眠，减少入睡后总清醒时间和 REM 睡眠。多项研究表明奥氮平可以显著增加慢波睡眠，这可能与其阻断 5-HT$_2$ 受体的作用有关。一项临床研究显示，奥氮平可以明显改善矛盾性失眠症患者的主观睡眠感受，因此，2017 年发布的《中国失眠症诊断和治疗指南》中，推荐奥氮平用于矛盾性失眠症患者，使用剂量为 2.5～10mg。

（三）食欲肽受体拮抗剂（苏沃雷生）

随着两种食欲肽（食欲肽 A 和食欲肽 B）的发现，研究者们观察到食欲肽在稳定清醒状态中的关键作用，同时猜想，如果发作性睡病患者的过度嗜睡与食欲肽活性较低有关，那么利用这一联系是否可以通过降低失眠症患者食欲肽活性水平而达到镇静催眠作用。苏沃雷生是食欲肽 A 和食欲肽 B 受体拮抗剂，已被 FDA 批准用于失眠症的治疗，其 T_{max} 为 3h，$T_{1/2}$ 为 9～13h，推荐药物剂量为 10～20mg。临床研究显示其作用效果与多塞平（3～6mg）类似，对后半夜睡眠效果最好，不同的是苏沃雷生亦可以改善入睡困难，因此，更适用于早醒兼有入睡困难的失眠症患者，并可长期服用。

苏沃雷生最重要的副作用是次日困倦和头晕，有驾驶需要的患者应谨慎使用。此药物没有明显的体重增加风险或心脏相关的副作用，且一年内连续服用苏沃雷生并不会产生药物依赖，药物滥用风险与唑吡坦类似。

（四）褪黑素受体激动剂及褪黑素（雷美替胺）

雷美替胺是褪黑素受体激动剂，对褪黑素 1 / 褪黑素 2 的结合力较褪黑素强 17 倍，其 T_{max} 为 0.75～1h，$T_{1/2}$ 为 1～2.5h，推荐使用剂量为 8mg，建议在睡前 30min 服用。多项临床研究证实，雷美替胺可以缩短入睡潜伏期，因此被 FDA 批准用于入睡困难型失眠患者。客观多导睡眠图监测研究亦提示，服用药物后患者入睡潜伏期明显缩短，而总睡眠时间仅在服药第一周时有所增加。

雷美替胺没有明显的次日镇静残留、撤药反应或失眠反弹，其副作用主要包括头痛、恶心、头晕、梦魇、幻觉等。由于雷美替胺没有药物依赖风险，因此对于有酒精或药物成瘾史的失眠症患者可作为推荐药物。雷美替胺应避免与氟伏沙明同服，以避免雷美替胺血药浓度的升高。

褪黑素主要由松果体分泌，外源性摄入可能对睡眠和昼夜节律有促进作用。Meta 分析结果表明，褪黑素对入睡可能有部分改善，对总睡眠时间或入睡后清醒总时间几乎无明显作用。将褪黑素作为催眠药物仍存在争议，毕竟内源性褪黑素水平在夜间已明显升高，而且褪黑素的半衰期仅 1h。关于褪黑素的治疗剂量及服用时间也尚未有定论，大部分研究采用 2～6mg 剂量，服用时间从睡前 3h 到睡前 30min 不等。

（五）草药制剂

草药制剂，这里主要指用于治疗目的的植物或以植物萃取而成的口服草药单剂，是临床中最常见的补充替代疗法。考虑到草药的安全性和有效性，以及对新疗法的关注，部分患者会将其视作失眠症的替代疗法。就目前的 Meta 分析报告显示，多种植物单剂已用于治疗睡眠疾病，如南非醉茄、啤酒花、香蜂草、德国洋甘菊和缬草等。少量证据表明，这些植物可能通过与谷氨酸脱氢酶的相互作用或通过对 GABA 及 5-羟色胺受体的调节作用而缩短入睡潜伏期，增加总睡眠时间。但是近期针对 4 种不同口服草药单剂（包括缬草、洋甘菊、卡瓦、乌灵菌粉）的 Meta 分析显示，草药单剂对多项睡眠指标均无明显改善作用（与安慰剂相比）。虽然现在尚无足够的高质量证据支持草药制剂的有效性，但影响药物疗效的多种因素尚未深入探索（如剂量浓度、制剂类型和提取方法等），有待研究者今后进一步的研究。

三、总结

药物治疗的一般策略详见图 6-2。基于上述讨论，临床中可以将雷美替胺或扎来普隆作为入睡困难型失眠的首选药物；针对睡眠维持困难的患者，唑吡坦、唑吡坦缓

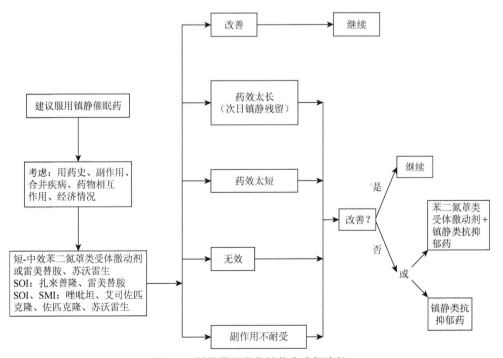

图 6-2 镇静催眠药物的临床选择路径

资料来源：Schutte-Rodin S，Broch L，Buysee D，et al. Clinical guideline for the evaluation and management of chronic insomnia in adults. J ClinSleep Med，2008，4：487-504.

SOI：入睡困难型失眠；SMI：睡眠维持困难型失眠

治疗篇

释片、艾司佐匹克隆、佐匹克隆、替马西泮可以优先考虑。当药效持续时间不足时，可以调整为中-长效药物，如从唑吡坦调整为艾司佐匹克隆；当药效时间过长引起次日镇静残留现象时，应调整为短效药物或适当减少药量。由于部分患者对不同苯二氮䓬类受体激动剂反应不同，若一种苯二氮䓬类受体激动剂疗效较差，可首先考虑替换为另一种苯二氮䓬类受体激动剂，或从雷美替胺调整为苯二氮䓬类受体激动剂；如果当前服用的苯二氮䓬类受体激动剂因为副作用不能耐受，也可以考虑尝试其他苯二氮䓬类受体激动剂。对老年患者或存在肝脏代谢异常的患者，镇静催眠药物的剂量应适当降低。

如果失眠症患者还存在一定的焦虑情绪，建议选择艾司佐匹克隆或传统的苯二氮䓬类药物（如替马西泮），因为扎来普隆、唑吡坦几乎没有抗焦虑作用。

如果所有推荐的苯二氮䓬类受体激动剂药物治疗效果欠佳，可以尝试使用含有镇静作用的抗抑郁药物。鉴于曲唑酮的抗胆碱能作用最小，建议可以先从曲唑酮开始服用。当然，低剂量的多塞平和阿米替林对部分失眠症患者也有一定疗效。如果此类抗抑郁药物疗效欠佳或对治疗剂量已耐受，可以选择一种苯二氮䓬类受体激动剂与一种含有镇静作用的抗抑郁药物联合使用，如唑吡坦联合曲唑酮。

临床中有不少精神障碍疾病患者存在失眠情况。以抑郁症为例，五羟色胺再摄取抑制剂（SSRI）类抗抑郁药已成为该病的首选治疗方案，但此类药物可能会干扰患者的睡眠情况或加重其失眠程度。这种情况下有两种治疗方案：一是为失眠和精神疾病各选择一种药物，如 SSRI 与苯二氮䓬类药物合用；二是单一用药，选择有镇静作用的抗抑郁药物。

在药物使用前，医生应与患者一起制定具体的治疗方案及目标，包括药物使用频率和持续时间，同时医生应提前告知使用药物的潜在副作用和与其他药物使用时的相互作用。现阶段，尚未有批准用于儿童或青少年的镇静催眠药物。女性妊娠期间应重视非药物治疗手段，因为 FDA 批准用于失眠症的药物均属于 C 级。有药物滥用史的患者建议谨慎使用苯二氮䓬类受体激动剂，而雷美替胺、多塞平可能更适合此类患者。针对轻度至中度阻塞性睡眠呼吸暂停患者，雷美替胺因无增加呼吸暂停或降低血氧饱和度风险而推荐临床使用。

------------------------------------ 参 考 文 献 ------------------------------------

中国睡眠研究会. 2017. 中国失眠症诊断和治疗指南. 中华医学杂志, 97（24）：1844-1856.

Barkoukis T J, Matheson J K, Ferber R, et al. 2012. Therapy in Sleep Medicine. Philadelphia: Elsevier Saunders.

Kryger M H, Roth T, Dement W C. 2016. Principles and Practice of Sleep Medicine, 6th ed. Philadelphia: Elsevier Saunders.

Richard B B, Mary H W. 2014. Sleep Medicine Pearls, 3rd ed. Philadelphia: Elsevier Saunders.

Sateia M J, Buysse D J, Krystal A D, et al. 2017. Clinical practice guideline for the pharmacologic treatment of chronic insomnia in adults: an American academy of sleep medicine clinical practice guideline. J Clin Sleep Med, 13（2）：307-349.

第七章 失眠症的非药物治疗

一、光照疗法

日常生活中，间断性的光照和黑暗能促进或妨碍睡眠调节。定时光照可以选择性调整昼夜节律系统的时相，以治疗睡眠时相障碍及失眠症。在合适的强度及合适的时间下，将眼睛暴露于光线下持续一段时间能明显影响入睡时刻及持续时间。光照治疗的最佳时机要根据昼夜节律而并非日照时间来确定。

美国光照疗法和生物节律协会、美国卫生保健政策与研究署、美国睡眠医学会等组织已经筹备组建光照治疗睡眠障碍工作组或发布相关指南共识。对于因经前抑郁症、青少年焦虑综合征、倒班综合征及飞行时差等引起的睡眠障碍疾病可以考虑进行探索性治疗。青少年中睡眠时相延迟综合征并不少见，这种患者通常于凌晨 1~3 点后入睡，相应很难早晨觉醒。多数自发觉醒清醒后警觉度和精力正常。但限于社会正常的学习生活时间，往往很难任其自然觉醒。所以该部分患者的睡眠节律恢复正常很有现实意义。

延迟生物时钟疗法或单独的晨光疗法可使睡眠节律恢复正常。有研究显示，患者接受 2500lx 的晨光持续 2h，同时下午 4 点后限制光线暴露，结果体温节律和入睡潜伏期均表现为时相前移。

轻度睡眠时相延迟可以仅表现为失眠、难以早起、早晨警觉度降低等，以及下午黄昏前无法保持觉醒状态而且出现头痛感觉。该类患者可予以睡眠后光疗以实现快速调整。光疗可以从早上 8 点起予以 15~30min 的强光照射（10 000lx），然后根据情况调整光疗时机及时间，症状缓解后予以维持。

光照疗法可以抑制夜间褪黑色素分泌，转换昼夜节律并且增加主观活动性。有充分证据证明，只要根据人体时相反应曲线设定光照的时间，光照暴露能使人体昼夜节律提前、延迟或同步化。临床医生的职责在于判定不同患者的主观夜晚的时间，然后在时相提前的结束时刻或时相延迟的起始时刻进行光照。当然光疗设备的标准，包括适宜灯管、滤光措施及患者视力安全也需考虑周到。

二、失眠症的认知行为治疗

大多数镇静催眠类药物长期服用后会产生耐受性和依赖性，这在很大程度上会影响患者的健康，并且该类药物的宿醉现象会影响患者的日间生活状态，从而形成日间

治疗篇

与夜间的恶性循环。研究表明药物治疗并不能改变患者对睡眠的错误观念和态度，而这不可避免地影响药物的疗效，尤其是长期疗效。失眠症的认知行为疗法（CBT-I）是通过改变患者对睡眠的错误认知和不良生活行为习惯，以改善睡眠状况。有研究证明了 CBT-I 治疗失眠症的有效性和持久性，认为 CBT-I 是治疗慢性失眠障碍的一线方法。

（1）睡眠卫生教育（sleep hygiene education）　睡眠卫生教育的目的是改善行为、环境条件，通过减少或消除干扰睡眠的习惯以提高睡眠质量或睡眠时长。帮助失眠症患者认识不良睡眠习惯在失眠的发生发展过程中的重要作用，可以在一定程度上改善其睡眠状况。睡眠卫生教育内容：①睡前数小时（一般下午 4 点以后）避免使用兴奋性物质（咖啡、浓茶或吸烟等）；②睡前不要饮酒，酒精可致早醒；③睡前应避免高强度的锻炼；④睡前不要进食过饱或进食不易消化的食物；⑤睡前至少 1h 内不做容易引起兴奋的事情（如看书、视频或某些脑力劳动）；⑥卧室环境应保持安静舒适，光线及温度适宜；⑦遵循规律的作息时间等。有研究结果显示，自我监控和执行意象两种行为改变技术均可以改善大学生的睡眠卫生。

（2）睡眠限制疗法（sleep restriction therapy）　是现代 CBT-I 的一种核心要素，是一种独立有效的治疗手段，也是一种简要的行为疗法，其主要通过缩短入睡前的卧床时间来提高睡眠效率（即实际睡眠时间/卧床时间×100%）。控制实际卧床时间，使睡眠能集中于一天中特定的时间段，培养患者良好的睡眠卫生习惯，调整机体睡眠与觉醒的时间表，把床（卧室）和就寝时间与睡眠联系在一起，以建立持久的睡眠与觉醒时相。有专家建议每晚总卧床时间不能少于 5h，否则可能会造成白天思睡等现象，影响第 2 天的正常生活。

（3）矛盾意象疗法（paradoxical intention therapy）　逆向意志是使患者经历他最担心的事，来消除与之相关的焦虑，美国心理协会已正式推荐此项治疗。上床后应努力保持觉醒不睡去，可以关掉卧室的灯，并尽可能地睁开眼睛，一段时间后，患者慢慢适应了觉醒状态，逐渐缓解对睡眠的紧张焦虑感，这样反而有益于患者轻松入睡。这种干预方法适用于那些过度关注睡眠、睡眠不足和因失眠而产生焦虑情绪的失眠症患者。

（4）刺激控制疗法（stimulus control therapy）　Bootzin 提倡将刺激控制技术应用于失眠症的行为治疗。刺激控制疗法主要操作要点：①有困意后才可去睡觉；②在卧室和床上只能睡觉和性生活；③在一段时间内仍不能入睡则离床；④早上有规律地按时起床；⑤白天小睡不宜过长；⑥不宜经常看时钟。

（5）放松疗法（relaxation therapy）　是帮助患者入睡的辅助治疗手段，欲使患者有意识地放松身心，逐步降低全身各部分的肌肉紧张度，促进其心理情绪上的放松，以降低机体唤醒水平，对因紧张刺激而紊乱的睡眠模式进行调试。经过一段时间的放松训练，将其转化为一种习得行为，改善睡眠和情绪。张秀芳等观察放松疗法对神经症伴失眠的治疗效果。研究表明，正常剂量抗抑郁剂合并放松疗法治疗神经症伴失眠的疗效肯定。刘桂仙等将80例失眠症患者分为药物组和药物辅助放松治疗组，8周后发现药物治疗辅助放松训练能显著缩短患者的睡眠潜伏期，大大延长总睡眠时间，效果优于单纯用药物治疗。

（6）认知疗法（cognitive therapy）　　主要目标是直接改变失眠症患者的认知歪曲或思维方式中蕴含的特殊、习惯性错误。认知过程即行为与情感的桥梁，患者对睡眠的心态是治疗中的关键环节，认知疗法意在使患者建立起有效地、自主地面对睡眠问题的信心。治疗过程包括首先对睡眠错误认知的量化评定；发现患者的错误认知与观念；用正确的认知代替歪曲的认知。于海亭等采用随机对照观察96例失眠症患者在进行认知疗法前后的疗效变化。研究表明，认知疗法不但可降低患者对镇静催眠药的生理依赖和心理依赖，还可缓解其对失眠症治疗的心理负担，提高治愈率。毛洪祥用认知疗法干预93例慢性失眠障碍患者，研究结果显示，认知疗法确能改变失眠症患者的错误认知，匹兹堡睡眠质量指数各项评分均较治疗前有明显降低，入睡时间缩短、睡眠时间延长、睡眠质量和睡眠效率提高，日间功能得到改善，提示用认知疗法治疗失眠症有较好疗效。

（7）简要的行为疗法（brief behavioral therapy for insomnia，BBTI）　　包括刺激控制疗法、睡眠限制疗法和放松训练等。王继辉等的研究结果提示BBTI不仅可改善慢性失眠症患者的睡眠质量，并且有助于提高其体力活动水平，其疗效优于单纯的睡眠卫生教育。

（8）睡眠伴侣（bed partners）　　睡眠被普遍认为是个体化现象，但事实上大多数成年人在生命中的某段时间是和伴侣一起分享一张床的。最近一些研究开始探究睡眠的二元性，有越来越多的证据表明，睡眠伴侣在睡眠的入睡和维持过程中起到重要作用。另外，最新证据显示睡眠伴侣可以成为促进失眠患者身体适应能力和控制睡眠相关行为的有力保障，并且睡眠伴侣可以营造一种有利于良好睡眠的氛围。有学者认为可将睡眠伴侣纳入CBT-I之中，并且将其作为未来的研究方向。虽然该理论尚未有足够的实验数据支撑，但给研究人员开拓出了一条新的临床科研思路。王继辉等探究睡眠伴侣辅助治疗对慢性失眠障碍患者行为疗法依从性及疗效的影响。研究表明，睡眠伴侣辅助的行为疗法，既可提高患者的治疗依从性，还有助于获得更好的治疗效果。

综上所述，CBT-I干预失眠症具有较好的临床疗效，比药物治疗更安全，而且不用担心药物依赖性，更容易被患者所接受，从而提高治疗依从性，有利于获得远期效果。王彦玲等的观察结果则发现综合心理疗法和放松疗法对失眠症均有效，但综合心理疗法起效更快，且疗效更好。蒋春清等探讨认知行为疗法对失眠症患者睡眠质量和生活质量的影响，结果发现干预后患者的睡眠状况、生活质量均明显改善。总之，CBT-I干预失眠症疗效显著，可以改善患者的睡眠状况，提高患者生活质量，帮助患者摆脱对药物的依赖和耐受，该方法将成为治疗失眠症的更好选择。但目前CBT-I在临床上还不够普及，原因可能是尚未被患者所熟悉，并且治疗过程较耗时，费用较高，需要医师进行个体化评估与宣教，而我国患者群庞大，综合性医院失眠专科资源有限，这些都是影响 CBT-I 成为首选治疗方法的因素。

-- 参 考 文 献 --

蒋春清，陶建青.2006. 认知行为疗法对失眠症患者睡眠和生活质量的影响. 中国健康心理学杂志，14（1）：113，114.

李鹏翔，刘诗翔.2007. 睡眠障碍诊断与治疗研究进展. 疑难病杂志，6（9）：571-573.

李霞，孙以琳，严垚垚，等.2009. 睡眠限制疗法在阿尔茨海默病睡眠障碍病人中的应用效果观察. 护理研究，2（12）：3136，3137.

李雁鹏，赵忠新.2009. 认知-行为疗法治疗慢性失眠的研究进展. 重庆医学，38（10）：1148-1150.

梁学军，甘景梨.2009. 失眠的认知心理研究进展. 重庆医学，38（7）：793-795.

刘桂仙，黎裕明，胡一文.2006. 放松疗法对失眠症患者的治疗体会. 护士进修杂志，21（5）：469-470.

毛洪祥.2010. 认知疗法治疗慢性失眠症的对照研究. 中国健康心理学杂志，18（6）：655-656.

王继辉，韩洪瀛，张明，等.2014. 睡眠伴侣辅助治疗对慢性失眠患者行为疗法依从性及疗效的影响. 中山大学学报，35（2）：284-288.

王继辉，温盛霖，胡三红.2013. 简要行为疗法对慢性失眠患者体力活动的影响. 中国神经精神疾病杂志，39（9）：538-542.

王彦玲，范立枝.2002. 综合心理疗法治疗失眠症临床疗效分析. 中日友好医院学报，16（3）：145-148.

于海亭，付慧鹏，孟纲.2006. 认知疗法干预失眠的效果分析. 中国组织工程研究，10（26）：106-116.

张秀芳，王丽萍，郑琳，等.2008. 放松疗法治疗神经症失眠的临床观察. 中国民康医学，6（11）：1196-1198.

赵萍，王俊平.2010. 认知行为疗法治疗慢性失眠症的临床对照研究. 大连医科大学学报，36（6）：681，682.

中华医学会神经病学分会睡眠障碍学组.2012. 中国成人失眠诊断与治疗指南. 中华神经科杂志，45（7）：534-540

Bootzin R R, Epstein D, Wood J M. 1991. Stimulus control instructions.In: Hauri PJ, editor.Case studies in insomnia. New York: Plenum Medical, 19-28.

Jenny R, Colleen E C, Candice M M. 2013. Interpersonal factors in insomnia: a model for integrating bed partners into cognitive behavioral therapy for insomnia. Sleep Medicine Reviews, 5（17）: 55-64.

Kyle S D, Aquino M R, Miller C B. 2015. Towards standardisation and improved understanding of sleep restriction therapy for insomnia disorder: a systematic examination of CBT-I trial content. Sleep Medicine Reviews, 18, 23: 83-88

Mairs L, Mullan B. 2015. Self-monitoring vs. implementation intentions: a comparison of behaviour change techniques to improve sleep hygiene and sleep outcomes in students. International Journal of Behavioral Medicine

Morgenthaler T, Kramer M, Alessi C, et al. 2006. Practice parameters for the psychological and behavioral treatment of insomnia: an update. an American academy of sleep medicine report, Sleep, 29（11）: 1415-1419

NIH. 2005. National institutes of health state of the science conference statement on manifestations and management of chronic insomnia in adults. Sleep, 28（3）: 1049-1057.

Schutte-Rodin S, Broch L, Buysse D, et al. 2008. Clinical guideline for the evaluation and management of chronic insomnia in adults. J Clin Sleep Med, 15（5）: 487-504

Spielman A J, Saskin P, Thoriy M J. 1987. Treatment of chronic insomnia by restriction of time in bed. Sleep, 10（1）: 45-56

Wilson S J, Nutt D J, Alford C, et al. 2010. British Association for psychopharmacology consensus statement on evidence-based treatment of insomnia, parasomnias and circadian rhythm disorders. J Psychopharmacol, 24（11）: 1577-1601.

失眠症的中西医结合治疗

第八章　失眠症的中医药治疗

第一节　失眠症的辨证论治

一、辨证要点

1. 辨受病脏腑

由于受累脏腑不同，临床表现的兼症亦有所差别，不寐主要病位在心，但肝、胆、脾、胃、肾等脏腑若出现阴阳气血失调，亦可扰动心神而发不寐。若兼有急躁易怒多为肝火内扰；若有不思饮食、腹胀便溏、面色少华多为脾虚不运；若有腰酸、心烦、心悸、头晕、健忘多为肾阴虚，心肾不交；嗳腐吞酸多为胃气不和。

2. 辨病情轻重久暂

本病轻者仅有少眠或不眠，病程短，舌苔腻，脉弦滑数多见，以实证为主。重者则彻夜不眠，病程长，易反复发作，舌苔较薄，脉沉细无力，多以虚证为主。

3. 辨虚实

虚证多属阴血不足，责之于心、脾、肝、肾；实证多为肝郁化火、食滞痰浊、胃腑不和。

4. 辨证结合临床辅助检查

详细询问病史，患者除失眠外的其他症状和阳性体征对疾病的诊断有重要的指导意义。必要时做相关检查，排除因肿瘤疼痛、呼吸衰竭、心力衰竭、骨折等引起不寐的器质性病变。不寐的确诊可采用多导睡眠图监测来判断：①测定其平均睡眠潜伏期时间延长＞30min；②测定实际睡眠时间减少，每夜＜6.5h；③测定觉醒时间增多，每夜＞30min。

二、治疗要点

治疗以补虚泻实、调整阴阳为原则，安神定志是本病的基本治法。实证宜清心泻火，清火化痰，清肝泻热；虚证宜补益心脾，滋阴降火，益气镇惊。

1. 辨证基础上佐以安神之品

不寐临床主要症状为睡眠障碍，其主要病因为心失所养，心神不安，故无论是何证型的不寐均应佐以安神定志之品，但要在辨证的基础上，实证应泻其有余，或清肝火，或消痰热，或泻心火；虚证应补其不足，或补益气血或健脾补肝益肾。

2. 调整阴阳气血

不寐的病机为脏腑阴阳失调，气血不和，用药上注重调整阴阳，补虚泻实，使阴阳达到平衡，阴平阳秘，气血调和，脏腑功能恢复正常，阴阳相交，则睡眠改善。

3. 心理治疗

对于情志不调所致不寐，在治疗上应给予患者心理指导，使其放松紧张或焦虑情绪，保持心情舒畅以调达气机。因此心理指导对不寐的治疗起着举足轻重的作用。

三、基本辨证分型及治疗

1. 实证

（1）心火亢盛

主症特点：不寐，心烦，口干，舌燥，口舌生疮，小便短赤，舌尖红，苔薄黄，脉数有力或细数。

治法：清心泻火，宁心安神。

方药：朱砂安神丸加减。

方中朱砂重镇安神；黄连清心泻火；生地黄、当归滋阴养血；炙甘草调和诸药，以防朱砂质重碍胃。

若便秘溲赤加大黄、芒硝、淡竹叶引火下行以安心神；若胸中懊恼，胸闷泛恶，加豆豉、竹茹宣通胸中郁火。

（2）肝郁化火

主症特点：不寐，平素急躁易怒，多梦易惊醒，伴头晕、头胀、目赤口苦、便秘、溲赤，舌红，苔黄，脉弦数。

治法：清肝泻火，镇静安神。

方药：龙胆泻肝汤加减。

方中龙胆草、黄芩、栀子清肝泻火；泽泻、木通、车前子清热利湿；当归、生地黄养血滋阴柔肝；柴胡疏肝理气；甘草和中。

若胸闷胁胀、善叹息者，加香附、郁金、佛手疏肝解郁；若肝胆实火，肝火上炎之重症，出现头痛欲裂，大便秘结，可服当归龙荟丸，以清泻肝胆实火。

针灸：水沟、太冲、合谷、三阴交（主穴）；肝俞、心俞、安眠、足三里（配穴）。

（3）痰热内扰

主症特点：不寐，头痛如裹，痰多，脘闷，吞酸恶心，心烦口苦，目眩，舌质红、苔黄腻，脉滑数。

治法：清热涤痰，养心安神。

方药：黄连温胆汤加减。

方中黄连清热燥湿，泻心火除烦；竹茹涤痰开郁，以清胃脘的痰热；配甘草、生姜调胃以安其正；佐以茯苓渗湿；半夏燥湿；陈皮理气助脾运湿；枳实宽中下气。

若心悸动，惊惕不安，加琥珀、珍珠母、朱砂之类镇惊安神定志；若痰热盛，痰火扰心神，彻夜不眠，大便秘结不通者，加大黄或用礞石滚痰丸逐痰泻火安神。

针灸：申脉、照海、丰隆、中脘（主穴）；脾俞、心俞、内关、足三里、三阴交（配穴）。

（4）胃气不和

主症特点：睡卧不安，胃脘不适，嗳腐吞酸，腹胀，大便不爽或便秘，苔黄腻，脉沉滑。

治法：消食化滞，和胃安神。

方药：保和丸加减。

方中山楂、神曲、莱菔子消食导滞；半夏、陈皮、茯苓、理气和胃化痰除痞满；连翘散结清热。本方可酌加远志、夜交藤、合欢花宁心安神。

便秘者加大黄；小便赤涩者加滑石；如热象著者加黄连、栀子；食欲不振且舌苔厚腻者加藿香、佩兰；脘腹胀满者选加厚朴、槟榔；腹胀便秘者可选用枳实导滞丸。

2. 虚证

（1）阴虚火旺

主症特点：心烦不寐，多梦易惊兼心悸，健忘，头晕耳鸣，腰膝酸软，梦遗，五心烦热，舌红，脉细数。

治法：滋阴降火，交通心肾，安神。

方药：黄连阿胶汤加减。

方中黄连、黄芩降火；阿胶滋肾阴；鸡子黄佐黄芩、黄连泻心火补心血；白芍佐阿胶补阴敛阳。本证亦可选用天王补心丹、朱砂安神丸等。

若阳升面热微红，眩晕耳鸣可加牡蛎、龟板、磁石等重镇潜阳，阳入于阴，即可入寐；若心烦心悸较甚，男子遗精，可加肉桂引火归元；若肾虚明显加六味地黄丸；盗汗则加麻黄根、浮小麦、生龙骨、生牡蛎。

针灸：太溪、神门、百会、阴陵泉（主穴）；肾俞、心俞、内关、足三里、三阴交（配穴）。

（2）心脾两虚

主症特点：难以入寐，寐则多梦易醒，心悸健忘，肢倦神疲，头晕，腹胀便溏，面色少华，舌淡苔白，脉细弱。

治法：补益心脾，养血安神。

方药：归脾丸。

本方为心脾双补的代表方，方中人参、黄芪、白术、炙甘草健脾补气；当归补血；远志、枣仁、茯神、龙眼肉健脾养心安神；木香行气，使补而不滞。

若偏于血虚面色不华，加熟地黄、丹参；若不寐较重，可加柏子仁、五味子、夜

治疗篇

交藤助养心神；夜梦纷纭，时醒时寐，加肉桂、黄连；如兼脘闷纳差，苔滑腻，加二陈汤助脾理气化痰；兼腹泻者，去当归加苍术、山药之类。

针灸：脾俞、心俞、内关、百会、阴陵泉（主穴）；足三里、三阴交（配穴）。

（3）心胆气虚

主症特点：不寐多梦，善恐易惊，胆怯心悸，气短倦怠，自汗，舌质淡，脉弦细。

治法：益气镇惊，安神定志。

方药：安神定志丸加减。

方中人参益心胆之气；茯苓、茯神、远志、石菖蒲化痰宁心，镇惊安神；龙齿具有镇惊、安神定志的作用。

若血虚阳浮，虚烦不得眠，终日惕惕不安，遇事易惊，可用酸枣仁汤养血清热，除烦。

心悸气短加黄芪、白术、山药；心气虚自汗者加浮小麦、麻黄根；心肝血虚，惊悸汗出，重用人参，加白芍、当归补养肝血；胸闷善太息，腹胀者，加柴胡、陈皮、山药、白术、吴茱萸；善惊易恐较甚，神魂不安者，可加龙骨、牡蛎、石决明、朱砂重镇安神。

针灸：肾俞、胆俞、心俞、魄户、志室、阳陵泉、阴陵泉（主穴）；四神聪、内关、足三里、三阴交（配穴）。

第二节　治疗失眠症的临床经验

1. 常用中成药

（1）心肝火旺型　　肝郁气滞偏重，逍遥丸；肝郁化火偏重，丹栀逍遥丸；肝阳上扰偏重，天麻钩藤饮冲剂。

（2）痰火内扰型　　痰热内扰偏重，二陈丸、涤痰丸；脾胃虚弱偏重，参苓白术散。

（3）心肾不交型　　心火亢盛偏重，安神补心丸、更年安片、交泰丸；肾阴亏虚偏盛，龟鹿滋肾丸。

（4）心脾两虚型　　归脾丸。

（5）心胆气虚型　　柏子养心丸、七叶神安片。

（6）心肺亏虚型　　金水宝胶囊、五味子糖浆。

（7）肝郁瘀血型　　清脑复神液、酸枣仁糖浆。

2. 失眠症的民间偏方治疗

（1）花生、大米各 40g，花生叶 50g，米醋 1 食匙。用法：将花生、大米捣碎为细末，再加花生叶共捣研，放入锅内加水一碗半，煮粥一碗，加入米醋，每晚睡前一次服完。功效：补气养血，敛心安神。

（2）鲜花生叶 100g，五味子 6g。用法：水煎，睡前服。功效：补肾宁心安神。

3. 失眠症的药枕治疗

（1）配方 1　　菊花、桑叶、侧柏叶各 20g，竹茹、白芷各 15g，川芎、牡丹皮、荆芥各 10g，决明子、磁石、薄荷叶各 30g。方法：将磁石捣碎成米粒状碎块，决明子用清水洗净后烘干或晒干，其余药物晒干或烘干，研成细末共拌匀，装入枕芯制成药枕。功效：疏肝泻火、镇静安神，对肝郁化火引起的失眠有效。

（2）配方 2　　黑豆、磁石各 1000g。方法：将上药捣碎，装入枕芯制成药枕。功效：养心安神、宁心定志，用于阴虚火旺和肝肾阴虚引起的失眠。

（3）配方 3　　菊花、决明子各 1000g。方法：将上述两药晒干或烘干，研成细末装入枕芯，制成药枕。功效：清肝泻火、养心安神，用于阴虚火旺引起的失眠。

（4）配方 4　　柏子仁、吴茱萸、薄荷、陈皮、白芷、白术、附片、藁本、川芎、益智仁、防风、远志、夜交藤、合欢花、白菊花、淡竹叶、艾叶各 30g。方法：将上述药物晒干或烘干，研成碎末装入枕芯，制成药枕。功效：养心安神、镇惊定志，用于治疗心胆气虚引起的失眠。

4. 针灸疗法

（1）体针　　主穴：神门、三阴交、百会。辅穴：四神聪。配穴：心脾两虚加心俞、厥阴俞、脾俞；肝郁化火加肝俞、胆俞、期门、大陵、行间；心肾不交加心俞、肾俞、照海；肝火上扰加肝俞、行间、大陵；胃气不和加中脘、足三里、内关；痰火内扰加神庭、中脘、天枢、脾俞、丰隆、内关、公孙；心胆气虚加神庭、大陵、阴郄、胆俞、气海、足三里、丘墟。

（2）皮内针　　在心俞、肾俞埋入皮内针，可单侧或双侧埋之，取皮内针或 0.5 寸细毫针刺入穴中，使之有轻度酸胀感，3 天换 1 次，注意穴位清洁。

（3）耳针　　取皮质下、交感、神门、肝、心、脾、肾，埋压王不留行，在穴位处寻找敏感压痛点，用胶布贴王不留行，嘱患者每日自行按压 4～6 次，每次 10～15 下，以穴位局部疼痛、发热、有烫感为佳。隔日换贴 1 次，双耳交替选用，10 次为 1 个疗程。

（4）艾灸　　每晚睡前用艾条悬灸百会 10～15min；艾条灸神门、百会、足三里、列缺、养老、三阴交、心俞，每穴灸 5min，每晚 1 次，7～10 次为 1 个疗程；每晚睡前用热水泡脚 10min，擦干后用点燃的艾条对准涌泉穴灸，每侧各灸 15～20min，每晚 1 次，7 日为 1 个疗程。

5. 推拿疗法

（1）治疗方案　　患者取仰卧位，施术者坐于患者头部上方，以右手食指、中指点按睛明穴 3～5 次后，以一指禅推法或双拇指推法，自印堂穴向两侧眉弓、前额推至两太阳穴，换用余下四指推擦脑后部，在风池穴至颈部两侧重复推两遍。再以双拇指指尖点按百会。

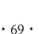

治
疗
篇

（2）推拿常用穴位　　足三里、三阴交、阳陵泉、绝骨、肾俞、大肠俞、神门、内关、风池、太阳、印堂、合谷等穴。

6. 功法治疗

功法包括放松功、内养功、站桩功、太极拳、八段锦、六字诀等。

7. 手足心疗法

（1）手心疗法　　用适量植物油涂于手心，轻轻按摩，用于治疗各型失眠症；双手合掌用力摩擦，双手掌握搓手掌心劳宫穴，使之有发热感。

（2）足心疗法　　临睡前用热水泡脚 10min，每日 1 次。

第九章　失眠症的针灸治疗

针灸治疗失眠症是许多患者常采用的一种方式，经过多年的临床实践经验证明，针灸通过经络穴位对机体进行整体调节，可起到安神、助眠的良好效果。大部分患者当天针灸治疗后，都卓有成效。

针灸治疗失眠症是通过针刺手法结合经络穴位调节气血、调节脏腑及最终达到调节阴阳的目的。

一、针灸疗法治疗失眠症的六大效果

1. 明显提高睡眠质量

失眠症患者大多可归结为心、肝、脾、肺、肾脏腑功能紊乱，气血不足或者瘀滞，从而造成气血阴阳失调，针灸治疗可以调节气血，改善脏腑功能，平衡阴阳，因此可以显著提高睡眠质量。

2. 改善精神状态

失眠会让很多人心烦意乱，偶尔失眠还可以承受，如果经常失眠，相信很多人难以承受的。采用特色针灸疗法治疗会感觉自己的精神好些。

3. 改善脾胃功能

失眠不仅会让人的精神不好，食欲也会受到影响，用针灸治疗后患者食欲会逐渐变好，那是因为针灸能改善脾胃功能，调节便秘、腹泻等情况，使脏腑功能恢复良好。

4. 改善气血

经过针灸治疗失眠症后，人们不需吃镇静催眠药就能睡得很香甜，脸色好转，同时白天不会处于没有精神的状态。

5. 改善精力

长期失眠会使阴液耗伤，患者感到筋疲力尽，乏力不适，经过针灸调节内分泌，调补肝肾，健脾补益气血，可改善睡眠质量。

6. 增强免疫功能

长期失眠的患者普遍免疫力低下，容易患病，针灸治疗可显著增强体质，增强机体免疫力。

二、针灸治疗失眠症操作方法

根据失眠症患者的具体情况，辨证取穴，在恢复人体功能的基础上，全面调节人体的脏腑经络，使阴平阳秘，精神乃治，阴阳平衡，以达到养心、宁心、镇静、安神的目的，明显改善睡眠质量，无不良反应，排除患者对镇静催眠药物依赖性的恐惧心理。

针灸治疗失眠症以体针为主，除此之外还有皮肤针、耳穴、刺血、艾灸等疗法。

1. 体针疗法

（1）辨证　　本病辨证首分虚实。虚证多属阴血不足，心失所养，临床特点为体质瘦弱，面色无华，神疲懒言，心悸健忘；实证为邪热扰心，临床特点为心烦易怒，口苦咽干，便秘溲赤。次辨病位，病位主要在心。由于心神失养或不安，故神不守舍而不寐，且与肝、胆、脾、胃、肾相关，如急躁易怒而不寐，多为肝火内扰；脘闷苔腻而不寐，多为胃腑宿食，痰热内盛；心烦心悸，头晕健忘而不寐，多为阴虚火旺，心肾不交；面色少华，肢倦神疲而不寐，多属脾虚不运，心神失养；心烦不寐，遇事易惊，多属心胆气虚等。

（2）取穴　　主穴：印堂、百会、列缺、照海、合谷、太冲、内关、神门。配穴：气郁化火配行间；痰热上扰配丰隆、阴陵泉；心脾两虚配心俞、脾俞、三阴交；阴虚火旺配太溪、大陵；心虚胆怯配胆俞、心俞。根据辨证虚实采用补虚泻实的手法。

2. 皮肤针

（1）取穴　　常用穴为颈椎 1～7 两侧、胸椎 5～12 两侧。备用穴为神门、足三里、三阴交。

（2）操作　　上述部位均取，重点用皮肤针叩刺常用穴之两侧，手法轻度或中度。先从颈椎开始，自上而下叩刺两遍。然后在胸椎 5～12 两侧做横行刺，每横行部位三针。在穴位表面 0.5～1.5cm 范围内按常规叩刺 20～50 下。额部横叩打三行，头部呈网状叩打。手法同前。以局部皮肤潮红或微出血为宜。每日或隔日 1 次，12 次为 1 个疗程，疗程间隔 1 周。

3. 耳穴压丸

（1）取穴　　常用穴为心、缘中、神门。备用穴为肾、皮质下、肝、内分泌、脾。

（2）操作　　一般仅取常用穴，效不显时加选备用穴 1～2 穴。贴压物可用王不留行，绿豆或冰片（预先制备成米粒大的颗粒），贴压于一侧穴上。然后每穴按压 1min，使耳郭充血发热。令患者每日自行按压耳穴 3～5 次，睡前必须按压 1 次，时间为每穴 1～2min。隔日换贴 1 次，两侧穴位交替应用。10 次为 1 个疗程，疗程间隔 4 天。

4. 刺血

刺血主要用于痰热内扰、肝火内盛等实证的治疗。

常用穴：阿是穴。

备用穴：内中魁（位于手中指掌侧正中线、近侧指节横纹中）。

操作：先以耳穴探测仪或探测棒在耳根部仔细测出敏感点，做好标记。常规消毒后，用消毒弹簧刺针或三棱针迅速点刺，出血如绿豆大。每次只刺一侧，每日或隔日1次，两耳交替。疗效不显著者可加刺另一侧之内中魁。5～7次为1个疗程。

5. 艾灸法

用艾条对穴位进行悬灸，主穴：百会、安眠、神门、三阴交。心脾两虚者取心俞、脾俞；心虚胆怯者取心俞、胆俞；心肾不交者取内关、太溪。

每穴灸10～20min，每次2～4穴位，10次为1个疗程。

6. 经验治疗

除了针灸的常规治疗方法以外，作者根据自身的临床经验认为督脉及其他的奇经八脉在调节睡眠方面都起到至关重要的作用，通调督脉可起到平衡阴阳的作用。因此在针刺治疗失眠的过程中提出了以下治疗思路。

（1）通调督脉　　督脉与心脑的关系非常密切，督脉之循行一以行脊正中入脑；一以贯脐以贯心。《素问·骨空论》记载了督脉的分支"上额交巅上，入络脑"，《难经·二十八难》所述："督脉者，起于下极之俞，并于脊里，上至风府，入属于脑。"故曰督脉之神是心脑所藏之神的一部分，失眠与督脉之神息息相关。因此督脉为病，心脑功能紊乱，心神不宁，均容易出现失眠症状。督脉源于胞中，出于会阴，络于肾。《医学入门》云："脑者髓之海，诸髓皆属于脑，故上至脑，下至尾骶。"由此可见，督脉通髓达脑，是传输精气的重要通道，是精髓循环的范围。督脉联系心、脑、肾，调和营卫，平衡阴阳，是脏腑经脉的重要调控系统，其内含精髓、阳气、神气，是卫气营血的集中之处。督脉不通，精气、神气、阳气或盛或衰，导致阴阳失衡，脏腑不调，营卫不和，则目不瞑。督脉得通，元气始生，精气始用，神气始充，阴平阳秘，则脏腑协调，营卫和谐，目始瞑得寐。因此，督脉在失眠症的发生发展过程中具有重要的地位。

（2）先后天共调，平衡阴阳　　《类证治裁》认为"阳气自动而之静，则寐；阴气自静而之动，则寤；不寐者，病在阳不交阴也"。失眠症的发病根源在于阴阳失调。督脉阳气亏虚不仅降低脏腑功能，影响气血运行，使气血津液难以上达大脑，导致脑髓失养。督脉联系心、脑、肝、肾，与任脉及各阳经均有联系，是脏腑经脉的重要调控系统。因此，通调督脉不仅可以振奋阳气，还可以平衡阴阳，调节各脏腑和脑的功能，恢复"阴平阳秘"的健康状态。根据"一源三歧"的说法，在督脉穴位基础上也要选取任脉穴位，固本培元，以补先天，还要选取脾胃经穴位，以调补后天之脾胃，补益气血。

（3）注重奇经八脉，并佐以腹针　　奇经亏损、八脉失养与本病发病也密切相关。《素问·逆调论》云："阳明者胃脉也，胃者，六腑之海，其气亦下行，阳明逆，不得从其道，故不得卧也。《下经》曰胃不和则卧不安，此之谓也。"奇经八脉对十二经、经别、络脉起着广泛的联系作用，并主导调节全身气血的盛衰，尤其督脉循行路线恰在脊髓与脑。督脉虚损，不仅统帅、督促全身阳气的作用减弱，且循行部位受累尤甚，脊髓与脑皆失温养而发病，此与现代医学认为的失眠症在发病位置及其机制上皆极为吻合。以神阙为轴心的大腹部不仅有一个已知的与全身气血运行相关的循环系统，还拥有一个被人们所忽略的全身高级调控系统。为腹针疗法奠定理论基础。脐下气海、关元等穴处为人体生命之本，精气之源。任脉上的中脘、下脘、气海、关元四穴具有调理气机、固本培元的作用；而足阳明胃经上的天枢及足太阴脾经上的大横可促进脾胃的纳运相成，升降相因，临床上通过腹针疗法可以调动人体自然生理功能以实现调理脏腑阴阳气血平衡的目的。

（4）选穴特点　　不寐早期多为实证，治疗以疏肝宁心安神、清热除烦为主，多取手少阴经、八脉交会穴。后期多为虚证，治拟交通心肾，养血安神。总体而言，失眠一症主因心神不宁。百会、神庭、印堂均为督脉穴，可通督宁神，其中百会位于巅顶，是肝经与诸阳经交会之处，可清头目，宁神志，平肝潜阳；安眠、四神聪为治疗失眠的经验效穴，可加强安神定志之功。神门为手少阴心经之原穴、太溪为足少阴肾经之原穴，两穴相配可交通心肾；阳陵泉、内关、太冲相配，以疏肝解郁；神庭与双侧本神（胆经穴），三穴组合运用称为"三神穴"，具有醒脑安神之效；照海为肾经穴，八脉交会穴通阴跷脉，可滋阴补肾，通调跷脉以安神助眠；中脘、下脘、气海、关元、天枢、大横通调脏腑、和胃安神，补益气血，气血定则心神安。足三里、三阴交同样具有加强健脾和胃、补益气血的作用。

三、案例分析

案1. 不寐（失眠）

于某，女，39岁，职员。

【主诉】夜寐欠安近3年，加重1个月。

【现病史】患者诉3年前无明诱因下出现失眠症状，夜寐欠安，梦多，曾于当地中医院门诊中药治疗1年余，未见明显效果，并伴有抑郁症状，曾口服佐匹克隆片、氟哌噻吨美利曲辛片未见明显效果。近1个月来患者自觉症状加重，现为求中医针灸治疗来我门诊。刻下：患者神志清，精神可，神情略显焦虑，未见头疼，头晕、目眩，双眼未见血丝，未见恶心呕吐，纳食可，二便调。观其舌红，苔薄黄，脉细数。

【中医辨证】心肾不交。

【针灸治则】滋肾水，清心火，宁心安神。

【针灸处方】神门（双侧）、内关（双侧）、百会（温针灸）、安眠（双侧）、神庭、本神（双侧）、风池（双侧）、印堂、合谷（双侧）、中脘、下脘、天枢（双侧）、大横（双侧）、气海、关元、阳陵泉（双侧）、足三里（温针灸）、三阴交（温针灸）、太溪（双侧）、太冲（双侧）。

操作要求："三神穴"为神庭在前发际正中直上5分，本神在前发际上5分，神庭旁开 3 寸。三穴向百会方向平刺 1 寸，其余穴常规针刺，平补平泻，得气留针，30min 出针。

【二诊】治疗 1 个疗程后，症状明显减轻，已能连续睡眠 5h。

治疗 2 个疗程失眠基本改善，抑郁焦虑症状消失。

【按语】 心为神气之宅，肾为精气之舍。此案中，患者证属不寐之心肾不交证，治拟滋肾水，清心火，宁心安神。百会、神庭、印堂（"十二五"教材将其归为督脉）均为督脉穴。督脉直接通于脑，脑为"元神之府"，与任脉、冲脉一源三歧，并且与心、肝、肾及诸阳经均有直接联系，所以取督脉穴以通督安神，本神、内关、神庭均有安神宁心定志之功。腹部气海、关元、中脘、下脘、天枢、大横健脾和胃并引气归元，配以足三里、三阴交更能调理脾胃功能，使气血平和。四关穴：合谷与太冲一气一血、一阳一阴、一升一降，相互制约、相互依赖、相互为用的关系，使升降协调，阴阳顺接，共奏调理脏腑、平衡阴阳、通达气血、平肝息风、镇静安神之功效。诸穴相配不仅能有效治疗失眠症，还能对机体起到整体调节的作用。

案 2. 不寐（神经症）

黄某，女，43 岁，自由职业者。

【主诉】夜寐欠安 1 月余。

【现病史】患者诉近 1 个多月来因工作压力过大出现睡眠质量下降，夜寐欠安，多梦易惊醒，睡眠时间缩短，伴大便秘结及右侧上牙龈红肿疼痛。未予任何治疗，现来我科求针灸治疗。刻下：患者神志清，精神欠佳，伴头晕，面红目赤，牙龈红肿疼痛，口苦，大便干 3 日一行，小便可。舌质红，苔黄，脉弦数。

【中医辨证】肝郁化火。

【针灸治则】疏肝解郁，清心安神。

【针灸处方】百会、神庭、本神（双侧）、印堂、太阳（双侧）、耳门（右）、风池（双侧）、中脘、下脘、天枢（双侧）、大横（双侧）、气海、关元、水分、归来（双侧）、水道（双侧）、内关（双侧）、神门（双侧）、合谷（双侧）、足三里（双侧）、三阴交（双侧）、太溪（双侧）、内庭（双侧）、太冲（双侧）。

操作要求：内庭、太冲用泻法，其余穴位平补平泻。留针 30min。

【二诊】针灸治疗 1 次后便秘痊愈，睡眠有改善。

【三诊】第 3 次治疗牙龈红肿疼痛消失，睡眠改善。

1 个疗程后患者失眠症状基本缓解。

【按语】本例患者失眠又伴有大便不畅、牙龈红肿等症。因忧怒伤肝，肝失条达，气郁化火，上扰心神则不寐；肝火乘胃，胃火上炎则牙龈肿痛，胃热则大便干结，舌红、苔黄、脉弦数均为热象。治疗应该疏肝解郁，清热安神。百会、印堂、三神针均可调理脑神，安神定志。肝胆互为表里，耳门、风池及太阳均为胆经所过，疏泄肝胆上炎之火；腹八针健脾和胃并引气归元，配以足三里、三阴交更能调理脾胃功能，使气血平和。水道、归来为足阳明经穴，可清泻胃肠实火，通积导滞，疏理气机，其深层解剖位置恰好是降结肠的位置，针刺可以促进胃肠蠕动，加速排便，治疗便秘有特效。太冲与内庭共泻肝胃之火。诸穴相配不仅能有效治疗失眠症，更同时兼顾了牙龈肿痛和便秘，对机体整体起到调节的作用。

四、针灸治疗失眠症的机制研究

针灸在治疗失眠症方面有良好的疗效，其具有见效快、无副作用、费用低等优点，已成为临床治疗失眠的重要方法之一。但针灸治疗失眠症的机制尚未明确，将近年来有关针灸治疗失眠症的机制研究报道并进行分类总结，以期为针灸临床治疗和科研提供一定的理论支持。

（一）失眠症模型制备方法

1. 对氯苯丙氨酸腹腔注射法

对氯苯丙氨酸是一种 5-羟色胺合成抑制剂，可以抑制大鼠大脑 5-羟色胺的合成，造成大鼠昼夜节律消失。对氯苯丙氨酸腹腔注射法简便、经济、可重复性强，是目前国内使用最多的一种模型方式。实验前动物分笼饲养 1 周适应环境，自由进食饮水，室温为 20～25℃，湿度为 40%～60%。对氯苯丙氨酸用弱碱性生理盐水（pH7～8）配置成 30mg/mL 混悬液备用。除空白对照组外，其余各组大鼠于每日上午腹腔注射对氯苯丙氨酸混悬液 1mL/100g，连续注射 2 天，空白对照组腹腔注射同体积的弱碱性生理盐水。于第 1 次腹腔注射 28～30h 后，动物出现昼夜节律消失，白天活动频繁，与空白对照组有明显不同，表明模型复制成功。

2. 小平台水环境法

准备一实验箱（大小 30cm×30cm×40cm 的塑料水箱），实验箱四周和中心立有直径 6cm 圆形平台，箱中注满水，水面距平台面约 1cm。大鼠可在平台上自由进食饮水，如果大鼠睡眠时，会因肌张力松弛而落入水中。实验期间持续灯光照射，室内温度控制在 18～22℃。每日更换箱中的水，水温保持在 20℃ 左右。正常组单独笼养，自然昼夜照明，其余饲养条件相同。

3. 温和处理法

实验者每日 10h（上午 8 时至下午 6 时）连续观察实验动物，当大鼠困倦时即向动物笼中引入新奇物品，或轻微触动大鼠，使之不能正常入睡（睡眠剥夺），造成失眠，共计 14 天。造模 7 天后，大鼠明显攻击性增强，皮毛枯槁，精神萎靡，饮食量增加，表明造模成功。

4. 跑台力竭训练＋"Y"型迷宫＋腹腔注射对氯苯丙氨酸复合制作法

该种方法可建立运动性失眠动物模型。实验开始第 1 周，除正常组外，其余组每只大鼠进行每天 15 次的"Y"型迷宫测试，并进行 20min 的大鼠跑台（20m/s），使其在体力和脑力方面达到疲劳。1周后，早晨8点开始，除正常组外的大鼠按编号顺序，35mg/kg腹腔注射对氯苯丙氨酸混悬液。

（二）针灸干预失眠症模型的机制研究

1. 中枢神经递质

睡眠是中枢神经系统内产生的一个主动过程，近年的研究认为，睡眠的发生与中枢神经系统内某些特定结构及不同递质的作用密切相关。目前公认5-羟色胺、去甲肾上腺素、多巴胺、乙酰胆碱和GABA等都直接或间接地参与睡眠的生理调节过程。

（1）5-羟色胺、去甲肾上腺素、多巴胺　　脑内5-羟色胺能神经元的胞体主要位于中缝核群。5-羟色胺对NREM睡眠的发生和维持起着重要作用。研究表明破坏中缝核5-羟色胺能神经元，动物会出现失眠，在注射5-羟色氨酸（5-羟色胺的前体）后，睡眠恢复正常。费希尔曾经使用5-羟色氨酸治疗1例严重失眠症患者，其症状得到一定程度的改善。5-羟色胺经A型单胺氧化酶作用生成5-羟吲哚乙醛，后者在醛脱氢酶的催化下生成5-羟吲哚乙酸。因此5-羟吲哚乙酸为5-羟色胺的代谢终产物，通过5-羟吲哚乙酸的变化也可间接反映5-羟色胺的变化。去甲肾上腺素主要与REM睡眠及觉醒的维持有关。脑桥背外侧部的蓝斑核是去甲肾上腺素能神经元细胞体最密集的地方。多巴胺在行为觉醒的维持中起重要作用，同时也能调节脑内神经内分泌活动。

（2）γ-氨基丁酸（GABA）　　是一种非蛋白质氨基酸，是哺乳动物中枢神经系统重要的抑制性神经传达物质。GABA具有抗焦虑、抗惊厥、镇痛、调节内分泌等功能。近年来研究发现，GABA通过其受体发挥抑制功能，在睡眠的调节中起着重要作用。

2. 蛋白基因类物质

随着生物化学技术的发展，研究者们从静脉血、脑脊液或脑组织中发现了数种蛋白基因类物质。近年来，食欲肽AmRNA、c-fos和c-jun是针灸治疗失眠的机制研究的主要方面。

3. 免疫调节

近年来研究发现，很多免疫调节物质作用于中枢神经系统，从而影响睡眠过程。在睡眠过程中免疫功能会出现规律性的变化，免疫调节物质在脑内的含量亦随睡眠过程而发生变化。目前研究较多的有白细胞介素-1、白细胞介素-2、白细胞介素-6和肿瘤坏死因子等。

4. 一氧化氮

一氧化氮合成酶广泛分布于与睡眠有关的中枢神经系统部位，如前脑基底部、中脑、脑桥被盖及中缝核等。这些部位均可产生一氧化氮，由此推测内源性一氧化氮可能与睡眠-觉醒周期的调控有关。

五、总结

睡眠是中枢神经系统内的一种主动的神经调节过程。越来越多的研究认为，睡眠与觉醒的发生与中枢神经系统内某些特定结构及不同递质的作用密切相关。近年来，虽然针灸治疗失眠症的机制研究更为深入，也为相关科研和临床奠定了一定的基础，但并不全面、系统，依然存在着诸多待解决或改进的地方：①在基础研究的文章中，应提到动物样本量该如何确定；动物实验的随机分组介绍也应明确；失眠症动物造模成功后也应进行评估差异性。②文章在行为学测定中应该使用盲法，使实验更加客观、合理和科学。③没有文献报道是否使用假针刺对照组，文章应选用假针刺对照治疗以排除安慰剂效应。④文章中对操作细节介绍应详细，以便重复实验。基于以上，我们认为今后应该进一步客观并量化针灸治疗方案，同时结合现代科技手段，进一步深入探究针灸防治失眠症的机制，以取得更为确切的疗效。

------------------------------ 参 考 文 献 ------------------------------

程少冰，张毅敏，唐纯志，等.2012.针刺对不同时段睡眠剥夺大鼠模型行为学及 TNF-α 含量的影响.中国老年学杂志，32（1）：77-79.

胡金凤，王朝辉，齐燕英，等.2008a."针刺五脏俞穴调五脏神"针法对失眠大鼠脑内细胞因子调节作用及其机制的研究.吉林中医药，28（9）：688，689.

胡金凤，王朝辉，齐燕英，等.2008b.针刺五脏俞穴调五脏神针法对失眠大鼠单胺类神经递质的影响.长春中医药大学学报，24（4）：369，370.

李裕和，张林挺.2009a.针刺对运动性失眠大鼠大脑 5-HT 和 NGF 水平的影响.浙江中医杂志，44（6）：402，403.

李裕和，张林挺.2009b.针刺对运动性失眠大鼠大脑内一氧化氮及谷氨酸含量的影响.河南中医，29（6）：554-556.

刘祖丽，唐成林，余敏，等.2011.不同强度电针对 PCPA 失眠大鼠下丘脑 γ-氨基丁酸及受体的影响.生命科学研究，15（3）：236-240.

骆春柳，潘集阳，陈伟菊，等.2012.广东龙门县青少年失眠状况调查及相关因素分析.中国临床心理学杂志，20（3）：401-403.

闵晓莉，张林挺.2012.针刺对虚劳失眠大鼠大脑神经因子的影响.医学信息，25（2）：132，133.

邵丹，刘洋，胡金凤.2008.针刺五脏俞调五脏神针法对失眠大鼠脑内抑制性递质 GABA 及 GABAA 的含量影响.长春中医药大学学报，24（2）：145，146.

失眠定义、诊断及药物治疗共识专家组.2006.失眠定义、诊断及药物治疗专家共识（草案）.中华神经科杂志.39（2）：141-143.

宋嫒，赵仓焕，任莉.2009.不同穴位处方麦粒灸对失眠大鼠下丘脑单胺类神经递质的影响.暨南大学学报（自然科学与医学版），30（2）：185-188.

王慧，陈天琪，王嫣，等.2011.针刺对失眠大鼠脑干 5-羟色胺的影响.江苏中医药，43（1）：88，89.

余敏，唐成林，刘祖丽，等.2011.不同强度电针刺激对失眠大鼠下丘脑 orexinA 的影响研究.医学分子生物学杂志，8（1）：70-74.

赵忠新.2003.临床睡眠障碍学.上海：第二军医大学出版社，12：39，40.

张殿全，孙忠人，徐先伟.2009.针刺四神聪对失眠大鼠下丘脑内 5-HT、5-HIAA 含量的影响.中华中医药学刊，27（9）：1975-1977.

张林挺，李裕和.2009.针刺对运动性失眠大鼠大脑 c-fos 及 c-jun 含量的影响.时珍国医国药，20（9）：2233，2234.

张清华，蒋知新，孙宇，等.2006.北京市中老年人睡眠质量调查分析.中华疾病控制杂志，10（1）：84，85.

张晓梅，高维滨.2008.电项针对失眠大鼠促眠作用实验研究.针灸临床杂志，24（10）：40,41.

赵仓焕，任莉，宋媛.2008.不同穴位处方电针对失眠大鼠下丘脑 IL-21β、TNF-2α 和 IL-26 的影响.暨南大学学报（自然科学与医学版），29（2）：177-183.

周艳丽，高希言，任珊，等.2012.针刺不同腧穴对失眠模型大鼠脑组织增食素 mRNA 表达的影响.中医学报，27（9）：1216,1217.

周艳丽，高希言，王培育，等.2012.针刺不同腧穴对失眠大鼠下丘脑 γ-氨基丁酸和 γ-氨基丁酸 A 受体的影响.针刺研究，37（4）：302-307.

周艳丽，叶险峰.2012.针刺不同腧穴对失眠模型大鼠脑内细胞因子 IL-1、TNF-α 含量影响的实验研究.中国中医基础医学杂志，18（4）：419,420.

周艳丽.2012.针刺不同腧穴对失眠模型大鼠脑内神经递质 5-HT、DA 影响的实验研究.中国中医基础医学杂志，18（8）：887,888.

Gopalakrishnan A，Ji L L，Cirelli C. 2004. Sleep deprivation and cellular responses to oxidative stress. Sleep，27（1）：27.

治
疗
篇

第十章　失眠症伴其他常见疾病的
鉴析与治疗

第一节　肺病与失眠症

内科疾病引起继发性失眠症患病率是一般人群的 2.2 倍。呼吸系统疾病合并失眠也逐渐受到人们的关注，尤其是存在慢性咳嗽、咳痰、喘息及发作性呼吸困难等症状的患者。一项针对 734 名 65 岁以上老年人的问卷调查研究结果表明，高达 60.6% 的慢性气道疾病患者存在睡眠障碍，其中晨起疲乏及早醒型失眠者分别为 38% 与 35.1%。合并失眠的呼吸系统疾病患者认知能力及生活质量下降更明显，加重了患者及其家庭和社会的负担。本章主要阐述合并失眠的常见呼吸疾病的研究和诊治现状，包括慢性阻塞性肺疾病（chronic obstructive pulmonary disease，COPD）、支气管哮喘、间质性肺疾病及睡眠呼吸暂停综合征。

一、慢性阻塞性肺疾病与失眠症

慢性阻塞性肺疾病（COPD）是以持续的呼吸道症状及气流受限为特征的常见呼吸系统疾病，是一种严重危害人类健康的常见病、多发病，给患者及其家庭和社会带来沉重的经济负担，是公共卫生领域的重大健康问题之一。COPD 全球患病率约为11.7%，我国 40 岁以上人群中为 9.9%。COPD 是全球第四大致死疾病之一，全球每年约 300 万人死于 COPD 及其相关疾病。中医认为 COPD 是肺脏感邪，迁延失治，痰瘀稽留，损伤正气。肺、脾、肾虚损，正虚卫外不固，外邪易反复侵袭，诱使本病发作。其病理变化为本虚标实。急性加重期以实为主，稳定期以虚为主。COPD 急性加重期为痰阻或痰瘀互阻，常兼气虚或气阴两虚，虚实相互影响，以痰瘀互阻为关键。COPD稳定期痰瘀危害减轻，但稽留难除，正虚显露而多表现为气（阳）、阴虚损，集中于肺、脾、肾，气（阳）阴虚损中以气（阳）为主，肺、脾、肾虚损以肾为基。故稳定期病机以气（阳）虚、气阴两虚为主，常兼痰瘀。治疗应遵"急则治其标""缓则治其本"的原则，急性加重期以清热、涤痰、活血、宣肺降气、开窍而立法，兼顾气阴。稳定期以益气（阳）、养阴为主，兼祛痰活血。

（一）流行病学

COPD 患者的睡眠质量较健康人群差，失眠率显著高于普通人群。1987 年首次报道了 2187 名受访 COPD 患者中 41.4%存在至少一种睡眠障碍。另一项研究则发现183 名 COPD 患者中 27.3%合并失眠（其定义为慢性睡眠紊乱伴日间功能受损），而普通人群失眠率为 10%左右。我国香港地区一项针对 COPD 住院患者的前瞻性研究表明，47.2%的 COPD 患者存在至少一种睡眠障碍。COPD 患者的失眠症类型主要为入睡困难型及维持困难型，表现为睡眠潜伏期延长，夜间频繁觉醒、睡眠效率降低及精力难以恢复的睡眠。

（二）病因和发病机制

失眠更常见于严重的 COPD 患者，主要由 COPD 的症状、病理生理过程、合并症或并发症所引起。①COPD 患者的夜间相关症状，如咳嗽、咳痰、呼吸困难等可引起患者夜间频繁觉醒，导致维持困难型失眠。②COPD 患者的病理生理过程，如二氧化碳潴留及夜间低氧血症引起的肺动脉压力增高均有研究提示与睡眠紊乱相关。③治疗药物也可能引起失眠。研究显示接受磷酸二酯酶-4 抑制剂罗氟司特治疗的 COPD 患者失眠率从 1%上升至 2.4%。既往认为 COPD 患者的常用药物 β_2 受体激动剂、糖皮质激素及茶碱类等可能引起失眠。一项针对 820 名由于各种疾病而使用全身糖皮质激素治疗的患者的横断面研究发现，高达 58.2%的患者主诉失眠。然而，临床研究并未提示COPD 患者的失眠与 β_2 受体激动剂、吸入性糖皮质激素及茶碱类相关。这可能是由于最佳的药物治疗可有效控制 COPD 及其相关症状，从而提高睡眠质量。但部分 COPD患者急性加重期由于全身较大剂量激素的使用可使患者交感神经兴奋性增高，从而可能引起失眠。④COPD 合并症及并发症可引起失眠。COPD 合并心力衰竭患者夜间回心血量增多及交感神经兴奋性降低，从而更易出现心功能不全，表现为呼吸困难，进而影响睡眠质量。合并焦虑或抑郁等精神心理因素也是导致 COPD 患者失眠的常见病因。此外，阻塞性睡眠呼吸暂停、胃食管反流及不宁腿综合征等易引起失眠的疾病的患病率在 COPD 人群中显著高于一般人群。一项研究显示，73 名中重度 COPD 患者（平均年龄为 63.6 岁）中 69.9%存在失眠，进一步行多导睡眠图监测提示其中 75.3%存在阻塞性睡眠呼吸暂停，35.6%的患者周期性腿动指数≥15 次/时。

（三）治疗

COPD 患者合并失眠的主要治疗方法如下。

（1）去除诱因　　积极寻找并去除影响患者睡眠质量的因素，如治疗咳嗽、咳痰、呼吸困难等症状以减少对睡眠的干扰。积极治疗 COPD，改善患者通气，纠正高碳酸血症，避免疾病加重的诱发因素。关于氧疗对改善 COPD 患者睡眠质量影响的研究结果不一，目前尚无定论。

（2）治疗 COPD 的并发症及合并症　　积极治疗 COPD 合并的心力衰竭、焦虑/抑郁等并发症有助于提高睡眠质量，减少失眠。如合并中重度阻塞性睡眠呼吸暂停可行无创持续气道正压通气（continuous positive airway pressure，CPAP）治疗，而合并胃食管反流者需使用抑酸剂及抬高床头睡眠等。

（3）经上述治疗无效者可考虑应用镇静催眠药　　对于 COPD 患者，应谨慎选择和应用镇静催眠药。①苯二氮䓬类药物，在发挥镇静作用的同时对呼吸中枢具有抑制作用，其主要包括劳拉西泮、硝西泮、氯硝西泮、艾司唑仑、三唑仑、咪达唑仑等。较多临床研究均发现其用于 COPD 患者可引起呼吸抑制，增加急性加重风险并增加急诊就诊次数等。存在高碳酸血症患者应禁用此类药物，以免进一步抑制通气反应进而导致急性或慢性呼吸衰竭。对于血碳酸氢根浓度正常的 COPD 患者，苯二氮䓬类药物虽然可增加睡眠时间，但可能会增加夜间低氧血症发作的频率及严重程度。因此，苯二氮䓬类药物在 COPD 稳定期应慎用，在急性期或合并高碳酸血症时应禁用。②非苯二氮䓬类药物，包括扎来普隆、唑吡坦、佐匹克隆及艾司佐匹克隆。此类药物为选择性苯二氮䓬受体激动剂，与传统苯二氮䓬类药物相比副作用更小。近期一项针对 2434 名 COPD 的病例对照研究发现，使用非苯二氮䓬类药物并未增加呼吸衰竭的风险。然而，另一项针对 11 342 名 COPD 患者的研究发现，近 1 个月使用非苯二氮䓬类药物可增加不良呼吸事件风险，包括肺炎（OR 11.30）、COPD急性加重（OR 6.01）、急性呼吸衰竭（OR 22.30）及心跳呼吸骤停（OR 7.41）。因此临床也应慎重选择。③褪黑素受体激动剂，雷美替胺为新型抗失眠药物，其副作用相对较小，无呼吸中枢抑制作用。一项双盲的横断面研究发现，中重度 COPD 患者睡眠前半小时口服雷美替胺 8mg 可显著改善睡眠质量（延长总睡眠时间、提高睡眠效率及缩短睡眠潜伏期），且对患者血氧饱和度水平无显著影响，提示雷美替胺在改善 COPD 患者睡眠质量的同时对呼吸无显著抑制作用。

（4）认知行为治疗　　是一种常用且有效的非药物性抗失眠疗法，通常包括多个疗程的刺激控制、睡眠限制、睡眠卫生、放松训练及认知疗法，可用于 COPD 合并失眠的治疗。临床研究发现认知行为治疗 COPD 合并失眠可行且有效，能降低失眠的严重程度，提高睡眠效率，减少入睡潜伏期及夜间觉醒。此外，还可减少日间疲乏感。

（5）中医中药　　针对性的中医中药治疗也有助于改善 COPD 患者合并的失眠症。研究发现"五脏"耳穴贴压治疗、耳穴压豆治疗单用或联合呼吸功能锻炼及中药熏洗等疗法均有助于改善 COPD 合并失眠的患者的睡眠质量，减少失眠的发生。

（6）其他　　光照疗法有助于改善原发性失眠，但对 COPD 合并失眠的疗效尚无相关研究。

二、支气管哮喘与失眠症

支气管哮喘是一种常见的慢性气道疾病，患病率为 1%～18%，可影响各年龄段人群，但更常见于青少年、女性及低收入人群。美国大型流行病学研究发现，2007年支气管哮喘导致175万人次急诊就诊及45.6万人次住院；2008年支气管哮喘给美国带来560亿美元经济负担，引起1050万次学习日及1420万次工作日丧失。支气管哮喘以反复发作的症状如喘息、气短、胸部紧迫感和（或）咳嗽为特征，症状通常在夜间或清晨加重，可由病毒感染、运动、过敏原暴露、天气变化、大笑或刺激物（汽车尾气、烟草或者强烈气味）所诱发。治疗支气管哮喘的药物分为控制药物，包括糖皮质激素、吸入长效 $β_2$ 受体激动剂、白三烯受体调节剂、茶碱及吸入长效抗胆碱能药物等，以及针对急性发作症状的缓解药物，主要是短效的 $β_2$ 受体激动剂。此外，去除潜在的危险因素（吸烟、过敏原暴露等），评估及治疗支气管哮喘合并症及并发症（如鼻炎、肥胖、阻塞性睡眠呼吸暂停、抑郁/焦虑等）也非常重要。

中医认为哮喘发作期证候类型以热哮、风哮为主，病位主要涉及肺、脾、肝，病机以气郁、痰阻为特征。常见证候为3期10个证候，即急性发作期的外寒内饮证、痰浊阻肺证、痰热壅肺证、阳气暴脱证；慢性持续期的阳虚饮伏证、气虚痰阻证、气阴虚痰热证；临床缓解期的肺脾气虚证、肺肾气虚证、脾肾阳虚证。以"发作时治标，平时治本"为原则，区分寒热虚实，分别论治。发作时，虽以邪实为主，亦有正虚；缓解期常以正虚为主，但其痰饮留伏的病理因素仍然存在。故对哮证的治疗，又当标本兼顾。尤其是大发作有喘脱倾向时，更应重视回阳救脱，急固其本，若拘泥于"发作时治标"之说，则错失救治良机。平时当重视治本，区别肺、脾、肾的主次，在补益的同时，适当兼顾疏畅气机。此外，针灸及敷贴也可用于治疗支气管哮喘。

（一）流行病学

支气管哮喘患者失眠患病率高于普通人群，为29.9%～47.3%。支气管哮喘是影响儿童睡眠的主要疾病之一，支气管哮喘患儿的主观及客观睡眠质量均下降。合并失眠的支气管哮喘患者夜间睡眠质量下降，日间嗜睡增加，从而进一步降低生活质量。支气管哮喘合并失眠的主要类型是睡眠维持困难型及入睡困难型，其主要表现为睡眠持续时间更短、夜间觉醒更频繁、睡眠潜伏期延长，常伴有日间嗜睡及日间认知行为能力（注意力、视觉扫描、手眼协调性及头脑灵活度等）下降等。

（二）病因和发病机制

（1）胸闷、喘息和咳嗽等夜间症状是导致失眠的重要原因。这些症状可引起患者睡眠维持困难及日间疲乏感。研究发现，存在3个哮喘相关症状者较无症状者失眠发生风险显著增加。此外，失眠可作为哮喘严重程度的指标提示哮喘未控制。失眠者哮喘未控制的风险增高2.4倍，哮喘相关的住院风险增加1.5倍，抑郁及焦虑水平更高及生活质量更差。

（2）支气管哮喘的合并症或并发症，如胃食管反流、慢性鼻炎、阻塞性睡眠呼吸暂停及焦虑/抑郁等是导致失眠的常见原因。胃食管反流是诱发哮喘的重要因素，支气管哮喘患者中胃食管反流发生率显著增高。支气管哮喘患者常合并慢性鼻炎,可引起上气道阻力增加,进而引起阻塞性睡眠呼吸暂停发生风险升高。此外,合并失眠症的支气管哮喘患者较无失眠症者抑郁/焦虑症状更明显。吸烟的支气管哮喘患者失眠症患病率更高也可能与其更易焦虑有关。

（3）治疗支气管哮喘的药物也可能导致失眠。一项针对稳定期支气管哮喘患者的研究发现,夜间使用茶碱虽然可以减少夜间支气管痉挛,但可降低总的睡眠时间,增加浅睡眠及减少慢性病患者睡眠时间。

（三）治疗

1. 去除诱因

①支气管哮喘控制不佳是引起失眠的重要因素。当患者主诉失眠时需进行哮喘控制评估,积极治疗哮喘,去除诱发哮喘的因素。②积极治疗合并症及并发症。需评估患者是否合并胃食管反流、阻塞性睡眠呼吸暂停、鼻炎及焦虑/抑郁等疾病并积极治疗。③需考虑是否存在影响睡眠的其他因素,如青少年学业压力过大引起的作息不规律、睡眠环境不佳、睡眠卫生习惯不良等。

2. 镇静催眠药

由于苯二氮䓬类受体激动剂可能有呼吸抑制作用,甚至有潜在的致死性,支气管哮喘急性加重期应避免使用。此外,非苯二氮䓬类药物佐匹克隆在支气管哮喘患者中应慎用。英国一项针对支气管哮喘患者的大规模临床研究发现,使用苯二氮䓬类药物及佐匹克隆均是支气管哮喘急性加重的独立危险因素。此外,苯二氮䓬类药物还增加了支气管哮喘急性发作患者的死亡风险,推测可能与支气管哮喘患者 GABA-A 受体激活及肺部免疫相关。目前,尚无其他类型的镇静催眠药物研究,如褪黑素受体激动剂雷美替胺在支气管哮喘患者中治疗合并失眠症的有效性及安全性研究。

3. 其他

认知行为治疗、光照治疗及中医中药等疗法在治疗支气管哮喘患者合并的失眠症中的疗效及安全性等尚待进一步研究。

三、间质性肺疾病与失眠症

间质性肺疾病（interstitial lung disease，ILD）是一组主要累及肺间质的复杂性肺部疾病。这是一组异源性疾病,病变主要发生在肺间质,累及肺泡上皮细胞、肺毛细血管内皮细胞和肺动静脉。据估计,ILD 在英国、欧盟和美国发病率分别为7.44/10 万例、23.4/10 万例和 63/10 万例。上百种原因可引起 ILD。ILD 包括病因未明的特发性肺间质纤维化,以及病因已知的 ILD,如结节病、职业粉尘暴露、结缔组织疾病、过敏性肺炎及药物反应等。这一组疾病具有很多共同的特征:①活动性呼吸困难;②胸部影像学可见弥漫性间质性肺浸润;③限制性肺通气功能障碍,合并弥散功能下降，运动后 PaO_2 下降；④组织病理改变为肺间质的炎症和纤维化。然而，不同类型的 ILD 临床表现和预后不同。ILD 患者的治疗取决于疾病的类型及临床表现，例如，特发性肺间质纤维化的治疗目的是减缓疾病进展，而呼吸性细支气管伴 ILD 具有自限性，部分可完全康复。

中医学认为 ILD 病位在肺，但与脾、肾关系密切；病性属于本虚标实，肺脾肾气（阴）亏虚为本虚，痰、瘀为标实，虚实相互影响，互为因果。病势，初期在肺，以邪实为主；中期影响脾肾，本虚标实并见；晚期累及于心，五脏阴阳并损，转为喘脱、虚劳重症。ILD 有 8 种常见基础证候：痰热证、痰浊证、血瘀证、肾阳虚证、肺气虚证、阴虚内热证、肾气虚证及肾阴虚证。其中，以气阴两虚兼血瘀者最常见。

（一）病因和发病机制

ILD 的患病率较低，目前尚缺乏关于 ILD 患者失眠的流行病学研究。然而，ILD 患者的睡眠紊乱常见，主要表现为睡眠效率下降、N1 期增加、REM 潜伏期延长、REM 睡眠减少、慢波睡眠增多、觉醒时间延长及觉醒次数等，其更常见于清醒状态下血氧饱和度<90%的 ILD 患者。一项针对终末期 ILD 患者的临床研究发现，45 例终末期患者中 22 例（48.9%）服用阿片类镇痛药，8 例（17.8%）使用苯二氮䓬类镇静催眠药物，提示失眠症是终末期 ILD 患者面临的主要问题之一。ILD 患者的睡眠紊乱主要与咳嗽、呼吸困难、胸痛及抑郁等症状，以及低氧血症、高碳酸血症及通气反射等病理生理过程相关。此外，ILD 的合并疾病，如睡眠呼吸障碍、食管运动障碍与反流、不宁腿综合征等也可能引起患者睡眠紊乱及失眠症。

（二）治疗

1. 治疗原发病及合并症

积极治疗原发病，改善患者呼吸困难和咳嗽等症状，终末期患者需进行积极的呼吸支持治疗以减轻痛苦及提高生活质量。针对合并抑郁、睡眠呼吸障碍、食管运动障碍及反流和不宁腿综合征的 ILD 患者，应同时治疗影响睡眠的合并症。

2. 镇静催眠药

迄今，尚缺乏 ILD 患者应用镇静催眠药的有效性及安全性的相关临床研究。然而，终末期 ILD 患者常并发呼吸衰竭，当合并二氧化碳潴留时避免使用苯二氮䓬类镇静催眠药物，以免加重呼吸衰竭。

3. 按摩

韩国一项临床研究发现足部反射区按摩可显著降低煤矿肺尘埃沉着病患者失眠及疲乏评分，提示足部按摩有助于改善患者睡眠质量。

4. 其他

认知行为治疗及中医中药等可能有助于改善患者睡眠质量，但尚无疗效及安全性的相关研究。

四、阻塞型睡眠呼吸暂停低通气综合征与失眠症

阻塞型睡眠呼吸暂停低通气综合征（obstructive sleep apnea hypopnea syndrome，OSAHS）以睡眠中反复发生的伴或不伴鼾声的呼吸暂停或低通气为特征，以日间嗜睡及疲乏为主要症状的一种常见综合征，是最常见的睡眠呼吸障碍疾病。目前普遍认为OSAHS是一种全身性疾病，长期未经充分治疗的OSAHS可引起心脑血管系统及认知功能受损等。OSAHS患者常伴有日间嗜睡，是引起猝死、道路交通事故的重要原因，因而这是一个严重的社会问题。我国的OSAHS患病率在4%左右，诊断主要依靠多导睡眠图监测。中重度的OSAHS患者的首选治疗为无创持续气道正压通气治疗，从而减少OSAHS并发症。中医有较多关于鼾症的记载。张仲景在《伤寒论》中首次提出"风温为病，脉阴阳俱浮，自汗出，身重，多眠睡，鼻息必鼾，语言难出"的论述。中医学认为鼾症多由痰浊壅滞胸膈咽喉而致，痰湿内生是重要的发病机制。临床上将OSAHS分为实证和虚证，实证包括痰湿型、痰热型、血瘀型，虚证包括气虚型、血虚型、肾阳虚型、肾阴虚型。治疗以健脾化痰、行气活血为原则。此外，针灸治疗也有一定疗效。

（一）流行病学

OSAHS患者常主诉失眠，不同研究报道OSAHS患者的失眠患病率为22%～54.9%。此外，29%～67%的失眠症患者合并OSAHS。据报道，OSAHS患者睡眠维持困难型失眠症最常见，患病率为33.8%，其次入睡困难型失眠症为33.4%，早醒型失眠症为31.4%。OSAHS合并失眠者更易伴有晨起精力难以恢复、日间嗜睡、疲乏、注意力、精力及记忆力受损、警觉性下降、心境障碍及生活质量降低等。此外，失眠症还可影响OSAHS的诊断及治疗。睡眠缺乏可引起多导睡眠图监测时间不足从而降低诊断效率，失眠还可降低OSAHS患者CPAP治疗依从性。另外，CPAP压力滴定可干扰患者夜间睡眠，而压力滴定夜间睡眠效率越高的患者对CPAP治疗依从性越好。OSAHS严重度与失眠症的相关性尚无定论。有研究发现呼吸紊乱指数越高的患者睡眠维持障碍的患病率越高，而入睡困难的患病率明显下降。不过也有研究并未发现呼吸紊乱指数与失眠症的相关性。

（二）病因和发病机制

（1）OSAHS患者夜间反复的微觉醒可引起睡眠片段化，进而导致睡眠维持困难。OSAHS患者的主要特点是睡眠期间反复出现的上气道狭窄或塌陷，进而引起通气下降，患者为了维持足够的肺泡通气而增加吸气努力。然而，吸气努力增加可导致反复微觉醒，破坏睡眠的连续性及周期性，进一步引起睡眠片段化及表浅化，从而干扰睡眠导致失眠症。

（2）OSAHS 合并失眠症患者多见于女性，易合并不宁腿综合征及精神心理疾病（如抑郁、焦虑、烦躁、沮丧、幽闭恐惧症），存在这些合并疾病的 OSAHS 患者更易发生失眠症。据报道合并失眠症的 OSAHS 患者中 47.8%自述存在精神心理疾病，而单纯 OSAHS 患者中仅为 28.7%。

（3）行多导睡眠图监测及 CPAP 治疗也可引起失眠症。患者于睡眠监测中心进行的多导睡眠图监测或压力滴定可由于睡眠环境的改变，CPAP 机器噪声，检测设备、面罩及气流引起的不适感等影响睡眠质量，从而引起失眠症。

（4）下丘脑-垂体-肾上腺轴（HPA 轴）也可能引起 OSAHS 患者失眠症。交感神经系统兴奋性增高可引起 HPA 轴活跃，导致睡眠片段化，而睡眠片段化进一步引起皮质醇水平增高而促进交感兴奋，从而形成恶性循环，引起失眠症。而 OSAHS 患者夜间反复的觉醒可引起 HPA 轴活跃，从而推测 OSAHS 患者的失眠症与 HPA 轴兴奋性增高相关。

（三）治疗

1. 去除诱因

评估患者的睡眠环境、心理精神压力及生活习惯等，去除影响睡眠质量的因素，如睡前避免饮用浓茶及咖啡、减少噪声污染、放松心情及合理安排作息时间等。

2. 积极治疗 OSAHS，减少夜间微觉醒

CPAP 是中重度 OSAHS 患者的最主要的治疗措施,有效的 CPAP 治疗可减少患者因夜间反复呼吸努力增加而引起的微觉醒，降低其交感神经兴奋性，从而减少睡眠维持困难。

3. 积极治疗合并症

OSAHS 患者更易合并不宁腿综合征、精神疾病及心境情绪障碍，如抑郁、焦虑、烦躁及沮丧等。积极治疗这些合并疾病可改善患者睡眠质量从而治疗失眠。

4. 镇静催眠药物

（1）苯二氮䓬类药物 由于其潜在的副作用，如对呼吸中枢的抑制、对低氧的反应性及肌张力的降低等，因此不推荐使用。研究发现氟西泮和咪达唑仑可使 OSAHS 患者病情加重，包括升高呼吸紊乱指数及降低血氧饱和度，甚至引起威胁生命的睡眠呼吸暂停。因此，合并失眠症的 OSAHS 患者不推荐使用苯二氮䓬类药物。

（2）非苯二氮䓬类药物 通常包括扎来普隆、唑吡坦、佐匹克隆及艾司佐匹克隆。虽然多个临床研究关于该类药物对 OSAHS 严重度影响的研究结果不一，但是 Meta 分析表明该类药物对 OSAHS 严重度（如呼吸紊乱指数及血氧饱和度）无显著影响。此外，多导睡眠图监测、CPAP 压力滴定及 CPAP 初始治疗的睡眠质量可影响 OSAHS 患者 CPAP 治疗的长期依从性。一项研究发现，OSAHS 患者 CPAP 初始治疗时连续 14 天，每天服用艾司佐匹克隆 3mg 可显著提高患者对 CPAP 治疗的长期依从性,使其每晚 CPAP 治疗时间平均延长 1.1h，同时并未明显增加

不良反应。因此，存在失眠症的 OSAHS 患者可在多导睡眠图监测、CPAP 压力滴定及 CPAP 初始治疗期间使用艾司佐匹克隆以提高诊断效率及患者对 CPAP 治疗的依从性。

（3）褪黑素受体激动剂　　小规模的临床研究发现褪黑素受体激动剂扎来普隆可有效改善合并失眠症的 OSAHS 患者的客观睡眠质量，在减少睡眠潜伏期的同时对 OSAHS 的严重度（呼吸紊乱指数及血氧饱和度）无显著影响。因此，合并失眠症的 OSAHS 患者可考虑应用扎来普隆。

（4）认知行为治疗　　小规模的临床研究发现认知行为治疗联合 CPAP 或者手术治疗可改善合并失眠症的 OSAHS 患者的睡眠质量，降低失眠指数。不过这些研究并未去除治疗 OSAHS 对睡眠质量改善的影响，其有效性尚需进一步研究。

（5）其他　　中医中药及光照疗法可改善失眠，但目前尚无治疗 OSAHS 合并失眠症患者的相关研究报道。

五、中医肺与不寐

中医学认为卫气的循行与人体睡眠密切相关，而肺与卫气关系紧密，故肺的功能失调会导致不寐的发生。当卫气行于体内阴分时，人体进入睡眠状态；当卫气行于体表阳分时，人体进入清醒状态。当卫气异常行于人体阴阳分之间，机体即可出现寤寐异常。《灵枢·邪客》曰："夫邪气之客人也，或令人目不瞑，不卧出者……厥气客于五脏六腑，则卫气独卫其外，行于阳，不得入于阴；行于阳则阳气盛，阳气盛则阳跷陷，不得入于阴，阴虚，故目不瞑。"其指出卫气不入于体内阴分，机体出现不寐表现。中医学认为五脏之中，肺主气。其一，卫气的正常生成和运行依赖于肺；其二，卫气的生成来源于脾胃所化生的水谷精微，藉由肺气的宣发肃降功能，卫气得以散发运行全身，发挥护卫肌表，温养脏腑、肌表、皮毛的作用。《灵枢·决气》说："上焦开发，宣五谷味，熏肤、充身、泽毛，若雾露之溉，是谓气。"其指出肺气宣发五谷之气形成卫气。如若肺气不足，不能协助脾气宣发水谷精微形成的卫气，也不能推动卫气在人体内阴分阳分正常循行，导致卫气运行失常，便会引起不寐。

此外，肺藏魄，亦受心神主宰，是神的重要组成部分之一。《黄帝内经太素》云："魄，亦神之别灵也。"《医学衷中参西录》亦云："魂魄者，心神之左辅右弼也。"《素问·灵兰秘典论》说："肺者，相傅之官，治节出焉。"以上均指出肺气具有调理呼吸，调畅全身气机，调控全身气血运行、津液运化之功。因此，肺气充足，精气充盛，则魄足。魄足则表现为机体反应迅速、动作敏捷。反之，若肺气郁结，气机阻滞，则魄不足；机体精神萎靡，反应迟钝、动作迟缓，甚则不能助心行血，气血运行不畅，则心神失养，亦会引起不寐。

肺主气，司呼吸。邪扰肺脏，引起肺脏功能失调进而产生不寐。《素问·病能论》曰："肺者，脏之盖也，肺气盛则脉大，脉大则不得偃卧。"其指出肺气壅盛会导致肺的脉络胀大。脉络胀大会使人肺气不利，气机不畅，呼吸急促，使人不寐。此外，肺为娇脏，若邪气入肺，肺易失宣发肃降，肺气上逆，气机宣降，可引起咳嗽而不得寐。

治疗上，由于肺的失常导致的失眠多间接体现，临床并未有统一治法。根据导致失眠的肺部证候有肺气不足、肺阴亏耗、肺气壅盛、肺失宣降，可予培补肺气、宣肺解表、滋阴润肺。因卫气运行不畅所致失眠，《内经》云："以流水千里以外者八升，扬之万遍，取其清五升煮之，炊以苇薪，火沸，置秫米一升，治半夏五合，徐炊，令竭为一升半，去其滓，饮汁一小杯，日三，稍益，以知为度。故其病新发者，覆杯则卧，汗出则已矣；久者，三饮而已也。"以半夏秫米汤调和阴阳。《金匮要略》仲景创制桂枝加龙骨牡蛎汤，治以调和营卫。临床上运用时通过调节桂枝、芍药之比，可最佳发挥调和营卫之功，白天益卫补气，桂枝、芍药比例为 2：1，以推动卫气运行；夜间滋阴养营，桂枝、芍药比例为 1：2，在夜间以延长卫气在阴分运行。王翘楚教授运用平肝润肺法治疗肝阳上亢、木旺侮金、肺阴受耗的燥咳不寐，使肝阳得平、肺阴得补、心神得安而有较好的疗效。

第二节　神志病与失眠症

神志病是指在情志、饮食等各种病因作用下，人体脏腑阴阳失调、气血逆乱，引起脑神经功能失常，致人体认知、情感、行为和意志等神志活动障碍的一类疾病，包括郁证、卑慄、不寐、脏躁、百合病、梅核气、癫狂等，现代医学属于情感性精神障碍、神经症、睡眠障碍、躯体形式障碍、精神分裂症、癫痫等神经精神疾病。全球约有 4.5 亿人患有神经精神疾病，占全球疾病负担的近 11%。神经精神疾病在我国疾病总负担中排名首位，约占疾病总负担的 20%。世界卫生组织的《全球精神卫生行动计划（2013—2020 年）》提出，焦虑症、抑郁症等精神心理行为问题在世界范围内还将持续增长，根据世界卫生组织推算，中国神经精神疾病负担到 2020 年将上升至疾病总负担的 1/4。

失眠症，中医古代文献谓之"不寐"，是因情志不遂，精神过劳或暴受惊恐，也可因禀赋不足，起居饮食失节、年迈体虚所致。其病因源于脑，是脑功能失衡的一种表现，而表现于"肝"，常波及他脏，致使五脏气血逆乱的一种神志病。同时，失眠症又是其他神志疾病常见的一个症状，神志疾病患者多数会出现失眠症，据报道精神疾病患者失眠症的患病率高达 47%，远远高于正常人群 10%～20% 的患病率，精神病患者失眠的终身患病率为 71%，正常人为 41%。失眠对于神志疾病的发病、诊断、治疗、预后、复发都有临床意义。此处介绍常见神志病与失眠症。

一、郁证与失眠症

郁证是以心情抑郁，情绪不宁，胸部满闷，胁肋胀痛，或易怒善哭，或咽中如有异物阻塞等症为主要临床表现的一类病证。从临床表现来看，西医学中癔症、抑郁症、焦虑症等大致相当于本病。

1. 抑郁症与失眠症

抑郁症与失眠症之间具有密切的联系。失眠症是抑郁症最常见的临床症状之一，主要包括入睡困难、睡眠维持困难、早醒晨醒时有心境恶劣的倾向。大约有70%的抑郁症患者有失眠症状，而失眠障碍患者中抑郁症的患病率比非失眠障碍患者高 3～4 倍。虽然抑郁症患者大多有失眠的症状，但失眠症状不会随着抑郁症的缓解而消失，失眠可独立于抑郁症而存在。失眠症是抑郁的危险因素，也是抑郁症常见的残留症状，并且是抑郁症迁延不愈及复发的独立危险因素。

2. 焦虑症与失眠症

失眠症患者可表现为焦虑、抑郁情绪，影响患者的社会功能；同时，焦虑障碍患者多有失眠症。失眠症与焦虑障碍具有双向因果联系。

3. 郁证伴失眠症的治疗

治疗此种失眠症不能单纯使用镇静催眠药或行为治疗，更重要的是要同时治疗郁证。精神科治疗采取以抗抑郁剂、抗焦虑剂治疗为主，常用的抗抑郁药如选择性5-羟色胺再摄取抑制剂、5-羟色胺和去甲肾上腺素能再摄取抑制剂、去甲肾上腺素能及特异性5-羟色胺能抗抑郁药、5-羟色胺受体拮抗药及5-羟色胺再摄取抑制剂。值得注意的是，某些抗抑郁药本身会引起药源性睡眠障碍，包括氯丙嗪、单胺氧化酶抑制剂、五羟色胺再摄取抑制剂、文拉法辛等。

郁证最早见于《内经》，"人或恚怒，气逆上而不下，即伤肝也"。《内经》最早描述了郁证的治法，"木郁达之，火郁发之，土郁夺之，金郁泄之，水郁折之"。《医方论》云："凡郁病，必先气病，气得疏通，郁于何有？"《景岳全书》曰："初病而气结为滞者，宜顺宜开。久病而损及中气者，宜修宜补，然以情病者非情不解。"此处可见郁证伴失眠多因为情志所伤，致肝失调达，气失疏泄，致肝气郁结上扰脑神，神不安而不寐。同时可兼有血瘀、火郁、痰结、湿滞、食积，日久可致心脾失养或心肾阴虚。治疗郁证伴失眠症当理气开郁，调畅气机，安神定志。根据兼症分别采用活血、降火、祛痰、化湿、消食、补益心脾或滋养肝肾。根据辨证可选用柴胡疏肝散、丹栀逍遥散、半夏厚朴汤、甘麦大枣汤、归脾汤、知柏地黄丸等，并加安神类药物，如合欢花皮、夜交藤、远志、柏子仁、酸枣仁等。针灸等非药物治疗亦有一定疗效，并且充分重视精神治疗、睡眠卫生对治疗郁证不寐具有重要意义。

4. 全国名老中医王翘楚教授治疗郁证不寐经验

全国名老中医王翘楚教授通过临床调研发现，郁证在临床上的症状、证候多表现于肝，因情志而诱发，再波及于心，或其他相关脏腑，以致多脏腑功能失调，气血紊乱，风、瘀、火、痰等病理产物丛生，临床症状、证候表现复杂多样。分析其主要原因均源于脑的正常生理活动功能受到干扰，而首先表现于"肝"，再波及其他脏腑功能紊乱或旧疾复发。

王翘楚教授认为郁证患者多为木型人，体质上肝气偏旺，素有精神敏感，责任心强，遇事不肯马虎。肝为风脏，藏血主筋开窍于目，主情志，喜条达而恶抑郁。肝木偏旺之人，因七情所伤，情志不遂，或郁怒伤肝，导致肝气郁结；或长期肝郁不舒，肝失疏泄，症见情绪低落，心情抑郁，时而烦躁。肝失疏泄，气机失调，旁及五脏六腑，肝郁犯心则见心慌、心悸、胸闷不安甚则憋气，有濒死感；肝郁加于素体脾胃虚弱者，或肝病传脾，则兼见脾胃不运之象，少气懒言，便溏腹泻，每遇情绪激动加重肝郁乘脾；肝郁日久，久病及肾，或肝郁加之先天不足之人，皆可因肾主骨生髓不足，致肾精亏虚，髓海不足，而见神志功能低下的症状。木火刑金则见呛咳无痰。

情志所伤，或暴怒伤肝，肝气郁结，气机逆乱，风、瘀、火、痰等互结，造成症状更为复杂、多变。其中肝气不舒，失于疏泄，气机紊乱，阳气上亢而动风，形成风气内动，症见筋惕肉润，肢麻震颤，心烦意乱，坐立不安，"郁"是本，"风"是象。肝气郁结、气机不畅致气滞血瘀或"久病必瘀"，症见躯体发麻、疼痛、唇舌紫暗、舌下脉络怒张等，风瘀夹杂为病，亦为常见；患者因肝郁气滞，郁而化热，也可夹有热象，如口干苦、大便干结、苔黄等；无形之痰常与风互结为患，上扰清窍，或致中焦气机不畅，可见眩晕、头痛、神昏的同时伴有呕恶、胸闷、舌苔白腻、脉弦滑等症状。

基本方：疏肝解郁汤（淮小麦、甘草、萱草花、郁金、白芍、柴胡、焦山栀子、淡豆豉、合欢皮）。

功能：疏肝解郁，宁心安神。

方解：淮小麦配甘草，脱胎于张仲景"甘麦大枣汤"，原治疗妇女脏躁证，以精神恍惚、悲伤欲哭、不能自主、心中烦乱、睡眠不安为证治要点，用于伴情绪低落、闷闷不乐等肝气郁结症状者。萱草花又名"忘忧草"，具有令人欢乐、忘忧疗愁之效，配合郁金解郁活血，白芍平肝柔肝，柴胡疏肝解郁，焦山栀子、淡豆豉清热除烦，合欢皮主安五脏，和心志，令人欢乐无忧。

二、癫狂与失眠症

癫狂是因情志内伤，或先天遗传，肝、心、脾等脏腑功能失调，致痰、瘀、气、火等邪气交杂，蒙蔽清窍，脑神被扰所引起的一类神志疾病。癫以精神抑郁，表情淡漠，沉默痴呆，语无伦次，或喃喃自语，静而少动，甚或妄见妄闻妄想等症状为主要临床特征。狂以精神亢奋、燥扰不宁、毁物打骂、动而多怒、狂乱奔走、不避亲疏、冲动伤人为主要临床特征。从临床表现来看西医学的精神分裂症、双向情感障碍等大致相当于本病。

1. 精神分裂症与失眠症的关系

失眠症是精神分裂症常见的临床症状，其发生率高达 72.4%。入睡困难、睡眠维持困难、睡眠醒后无恢复感与精神分裂症的症状严重程度有关，而且是精神障碍复发的前驱症状。睡眠紊乱在精神分裂症急性期可能增加，且可能在许多精神分裂症慢性期中持续存在。

2. 癫狂伴失眠症的治疗

正规的药物治疗，能够有效控制癫狂的各种症状，包括失眠症状。常用的典型抗精神病药有氯丙嗪、氯普噻吨、氟哌噻吨、氟哌啶醇、舒必利、五氟利多、奋乃静等，对狂证（精神分裂症阳性症状），如思维紊乱、幻觉、妄想、运动障碍等疗效显著。非典型抗精神病药属于第 2 代抗精神病药物，如利培酮、喹硫平、奥氮平、阿立哌唑、齐拉西酮、氨磺必利、佐替平、舍吲哚等，不仅对狂证有效，对癫证（精神分裂症患者的阴性症状），如意识缺乏、反应迟钝、兴趣缺乏及认知缺损（注意力下降、执行功能障碍、记忆障碍等）均有效。值得注意的是，精神分裂症患者精神病性症状完全缓解后仍有部分患者有难以治疗的睡眠问题，有相当一部分患者因为失眠加大了抗精神病药物用量，而使白天过度镇静，头昏、静坐不能、便秘、震颤等不良反应发生率提高。另外，部分抗精神分裂症药物本身会引起失眠症，如利培酮、喹硫平等。对于癫狂初期和缓解期存在失眠症的患者，可用镇静催眠药，注意避免长期使用。

《内经》对癫狂的症状、病因病机及治疗皆有较为详细的论述。《素问》曰："邪入于阳则狂……搏阳则为癫疾""人生而有病癫疾者，病名曰何：安所得之：岐伯曰：病名为胎病，此得之在母腹中时"。《灵枢·癫狂》云："癫疾始生，先不乐，头重痛，视举目赤，甚作极已，而烦心。"《素问·病能论》云："有病怒狂者……使之服用生铁落为饮。"其指出本病具有遗传性，情志因素是重要致病因素，阴阳失调可发为本病，治疗可采用重镇安神法。《金匮要略·五脏风寒积聚病脉证并治》谓："邪哭使魂魄不安者，血气少也，血气少者属于心，心气虚者，其人则畏，合目欲眠，梦远行而精神离散，魂魄妄行。阴气衰者为癫……"其强调心气虚、血气少对本病的重要性。《丹溪心法》提出"癫属阴，狂属阳……大率多因痰结于心胸间"，首次提出"痰迷心窍"之说。《医林改错》指出"癫狂……乃气血凝滞脑气"，并创癫狂梦醒汤，为瘀血致病理论奠定了基础。

可见癫狂伴失眠症是以禀赋不足，阴阳失调；情志所伤，思虑郁结，恼怒惊恐，肝胆气逆日久或致五志化火，灼津为痰，痰火互结，上扰脑神，蒙蔽清窍；或气血凝

失眠症的中西医结合治疗

滞，不荣脑髓，元神失养，而灵机混乱为病因病机。治疗当分轻重缓急，癫证为阴，以"痰气"和"血少"为主，辨证为痰气郁结、心脾两虚，方选顺气导痰汤、柴胡疏肝散、养心汤等加减；狂证为阳，以"痰火""血瘀""阴伤"为主，辨证为痰火上扰、气滞血瘀和火盛伤阴，方用生铁落饮、癫狂梦醒汤、二阴煎等加减，并酌加安神类药物。治疗期间注重精神调护，可辅以针灸、推拿等方法。

3. 全国名老中医王翘楚教授治疗癫狂不寐的经验

全国名老中医王翘楚教授在癫狂不寐的治疗中强调"中西协同，减毒增效"的原则。王翘楚教授指出从目前来看抗精神病药物对控制癫狂病仍至关重要，随着非典型第2代抗精神病药物的出现，患者的病情得到越来越有效的控制，因此出现该类症状，必须及时到精神专科医院明确诊断，及时治疗。但长期服用抗精神病药物往往会出现一系列的不良反应，如失眠、表情呆板、反应迟钝、少言懒言，或静坐不能、肉跳手抖、月经失调、面部痤疮、大便干结等，往往与原精神症状交织在一起，病情复杂。以中医理论指导求证立法处理。癫狂为胎病，患者先天禀赋不足，脑失所养；后多因思虑郁结、恼怒惊恐等情志过极而发病，肝郁气滞，气机上逆，兼加药毒，阳亢动风；辨证为肝郁阳亢，药毒化风。

基本方：解毒熄风汤（淮小麦、甘草、蝉蜕、郁金、石菖蒲、淫羊藿、地骨皮、苦参、紫花地丁、生薏苡仁、合欢皮）。

功能：疏肝息风，解毒安神。

方解：淮小麦、甘草疏肝解郁；蝉蜕疏散肝经风热，息风止痉；郁金、石菖蒲一寒一温，行气化痰，醒神开窍；苦参、甘草、紫花地丁、生薏苡仁等清热利湿解毒；淫羊藿、地骨皮补肾益脑；合欢皮引阳入阴，安神助寐。整方标本兼治，虚实兼顾，减少抗精神病药物引起的不良反应，改善患者体质。

第三节 心脑病与失眠症

一、失眠症伴高血压

失眠症伴随高血压的现象目前临床上越来越普遍，甚至有些高血压患者第一次就诊的原因就是失眠，失眠症主要表现为入睡困难、有效睡眠时间缩短、觉醒的次数增加，进而导致白天疲乏、困倦，还可能伴有焦虑、抑郁等不良情绪。同时失眠症又严重影响血压，不良睡眠会使高血压患者的血压升高，患者常由于夜间睡眠不好而致次日血压波动或升高。睡眠对机体的健康十分关键。调查研究提示每天睡眠时间平均为 5h 的人与平均为 6h 的人相比，5 年内患高血压的风险会增加。对于有原发性高血压病史的患者，血压不仅会因失眠症而致继续控制不良，而且在睡眠中易出现心脑血管意外甚至猝死。所以失眠症与高血压常常结伴而行。一般有两种情况：其一，既往无高血压，失眠后渐渐出现血压增高超过正常调节范围和（或）伴有血压波动较大；其二，患者既往存在高血压，后出现失眠症，失眠症的发生增加高血压控制的难度。

高血压属于中医学"眩晕""头痛"等病证的范畴，肝阳上亢型高血压在临床常见，其病因病机为素体阳盛，或恼怒焦虑气郁化火，灼伤肝阴，阴不制阳，或肾阴亏虚，水不涵木等皆可致肝阳化风、肝风内动、风阳上扰，发为眩晕。《内经》云："诸风掉眩，皆属于肝。"本病的发病又与"肝失疏泄"有关，肝者，主疏泄，主升主动，喜条达恶抑郁，调畅一身气血，为人体气血调控中心。肝主疏泄的生理功能具有疏通、调畅全身之气，使之通而不滞、散而不郁。肝的疏泄功能主要体现在对气的运动的调节功能，对人体升降出入运动的平衡协调，起到重要调节作用。如疏泄正常，则气机调畅，气血调和。反之，则易致气机阻滞或气的升降出入异常，并由此出现一系列病理生理变化。同时肝主疏泄与情志活动密切相关。肝的疏泄功能正常，则气机调畅，气血调和，情志就易于开朗畅达。若肝的疏泄不及，肝气郁结，可见情志抑郁，多愁善感；若肝的升发太过，气火上逆，可见情绪急躁，容易发怒。当肝失疏泄，肝气郁结，可使肝的本脏或本经气机失于疏通畅达，形成气机郁滞不畅的病理状态。临床常见失眠，胸胁、两乳、少腹或前阴部位的胀满、疼痛不舒，情绪抑郁，悒悒不乐，时欲叹气等症状。如肝疏泄太过是指肝的主升、主动太过，以致肝气升发亢逆，下降不及，形成肝气上逆、肝火上炎之证。临床常见头胀头痛、面红目赤、胸胁胀满、烦躁易怒等病理现象，这相当于现在的高血压。

失眠症伴高血压具有遗传易感性。本病多发于"肝木偏亢"之人。此类人群精神敏感，追求完美，学习刻苦努力，工作认真负责，对于领导布置的工作想方设法按时完成。而且对自己要求较高，事事尽善尽美。这样的人群往往不自觉给予自己过大的压力。当遭遇精神过劳、不良情绪刺激、打击等诱发因素时，容易发病。而且父母如果有这样的情况，往往子女的发病率也较高。

中医治疗：平肝潜阳，泻肺，利水，活血，安神。方药组成：桑白皮、刺蒺藜、怀牛膝、石决明、天麻、钩藤、葛根、川芎、柴胡、龙骨、郁金、石菖蒲、芍药、丹参、合欢皮。

二、失眠症与慢性脑供血不足

慢性脑供血不足是一种常见的多发的缺血性脑血管疾病，病理机制为由高血压、高血脂、动脉硬化、糖尿病等疾病而致的大脑整体水平血液供应长期慢性减少，以致广泛性脑部血液供应不足，不能满足整体代谢的需要。临床主要表现为大脑循环功能发生障碍、脑血流量减少等血流动力学的改变，包括头痛、头晕、失眠等，若进一步发展可能引起脑梗死、老年痴呆等诸多疾病的发生。长期脑供血不足会造成脑部慢性缺血状态，从而导致异常蛋白质合成、神经递质改变、能量代谢障碍、氧化损伤、胶质细胞病理性增生和毛细血管改变等一系列不同程度的病理损伤，这些病理损伤会使患者神经功能受损，影响患者认知功能，产生睡眠障碍。

中医学认为慢性脑供血不足属于"头痛""眩晕"等范畴，其病机是气血紊乱、气虚血瘀、阴阳失衡、肝脾肾脏功能失调。病理性质以虚者居多，虚实夹杂。张景岳谓"虚者居其八九"。常见的临床证型如下。

（1）气血亏虚，清窍失养 久病不愈，耗伤气血，或失血之后，或脾胃虚弱，气血生化乏源，皆能致气血亏虚。气虚则清阳不能上走于清窍，血虚则脑失所养，"上虚则眩"，而发为此病。症见头晕目眩，面色少华，心悸不寐或多梦，神疲乏力。治拟补益气血，升阳安神。常用药为黄芪、当归、党参、白术、茯神、远志、酸枣仁等。

（2）肾精亏虚，脑髓失充 肾为先天之本，藏精生髓。若先天禀赋不足，肾精不充；或年高肾亏；或久病伤肾，皆能导致肾精亏虚，不能生髓，而脑为髓之海，则上下俱虚，发为此病。肾水一亏，水不济火，心神不安，则少寐多梦。症见眩晕，眼花干涩，少寐健忘，耳鸣，神疲乏力，腰膝酸软。治拟补肾填精，养阴安神。常用药为熟地黄、山茱萸、山药、枸杞子、菟丝子、牛膝、知母、阿胶、酸枣仁、柏子仁等。

（3）气虚血瘀，阻滞脑络 病因年高，或有诸劳，耗伤气血，使血行无力成瘀，若停于脑窍，阻滞脑络，则使髓海之中气血不能相继，失于濡养而发病。症见眩晕头痛，健忘，不寐，心悸耳鸣，口唇紫暗。治拟活血祛瘀，通窍安神。常用药为赤芍、川芎、桃仁、红花、红枣、黄芪、龙骨等。

第四节　脾胃病与失眠症

目前采用中医治疗以失眠为主症的相关性疾病已取得较好疗效。中医辨证证型以肝郁、脾虚、心肾不交多见，既往中医对不寐证型的研究以肝火扰心、痰热扰心、心脾两虚、心肾不交、心胆气虚为主，但结合现代社会生活的特点，不寐的病因应以情志与饮食因素居多。肝主疏泄，主情志，中医认为人体生物节律性的调控，主要与肝的功能有关。失眠症的发生多是由于所愿不遂（肝郁）所致。肝郁犯脾，会导致脾失健运，临床上会出现纳呆、食欲减退的症状，同时伴有记忆力减退等症状。郭心琦研究表明中国台湾地区超过 1/5 的失眠症患者失眠证型有十八型之多，而肝胆湿热证、肝郁脾虚证等是其中常见的类型。张庆祥等对 204 例不寐患者进行调查，发现不寐以肝郁脾虚型和肝胃不和型多见，两者各占 21.08%、7.35%。由此可见，脾胃病与失眠症密切相关，调和肝脾胃在治疗中有重要作用。

笔者根据中医学理论，从临床调查和脏腑辨证入手，辨证与辨病相结合，对以失眠为主症及因相关疾病前来就诊的患者进行临床流行病学调查，在1997～2004年度共计调查3145例，进行了相关因素调查分析。结果显示，患五脏躯体疾病的有2558例，约占总人数的81.33%。其中包括的类型有肝病不寐（887例，34.67%）、脾病不寐（283例，11.06%）、肾虚不寐（254例，9.92%）、肺病不寐（140例，5.47%）、心病不寐（69例，2.70%）。此外，还有一批患病日久属内科、妇科杂病，常涉及多种脏腑病变，在此辨证为肝郁血瘀有918例，占总人数的35.88%，治宜平肝解郁，活血安神。所以说，以失眠为主症来就诊的失眠症患者，轻者夜难入眠或早醒，重者气血逆乱，影响心、肾、脾、肺功能，或加重旧恙复发。其病因主要表现于"肝"，常波及其他脏腑，致使五脏气血逆乱，功能失调，或引起旧恙复发，互为因果而发病，往往病情错综复杂，非一般从心能治好。因而，提出"五脏皆有不寐"的证治规律，符合临床实际。

笔者在全国名老中医王翘楚教授指导下，在"五脏皆有不寐"的证治方面确有感受。如临床上，胃胀、嗳气频作，纳谷不香，多思多虑，伴慢性胃病的失眠症患者，既往常归属心脾两虚，着重从心论治，而目前临床疗效不佳。从"五脏皆有不寐"的思路出发，发现本病常因"胃不和则卧不安"或"寐不安则胃不和"相互影响，互为因果而发病。辨析上述胃病不寐之证，此乃肝郁木旺、侮土犯胃、胃失和降所致，治宜平肝解郁、和胃降逆，相克为制，屡收良效。

"胃不和则卧不安"，始见于《素问·逆调论》，是中医学对"卧不安"病因的最早记载。清代张璐在《张氏医通》中又进一步阐述其病因病机，"脉滑数有力不眠者，中有宿食痰火，此为胃不和则卧不安也"。历代医家大多认为，胃不和起因多端，其外因是饮食不节，损伤脾胃，或他脏之病，经久不愈，而损及脾胃。在《类证治裁》中有云"思虑伤脾，脾血亏虚，经年不寐"，脾主运化，统血藏意。脾气生化无源，气血不能濡养心、肝两脏，君相火旺，可致不寐。故临床常见肝气犯脾（胃）、肝胃不和、思虑伤脾、脾胃不运、痰湿中阻等。此外，精神紧张、情怀不畅（七情所伤），或用药不当，皆可损伤脾胃，以致夜不安寐。

而当今临床上常多见"卧不安则胃不和"，患者素患慢性胃病，近因情志不悦诱发失眠症，夜难入寐、心烦不安，又引起旧恙复发，胃脘不适，胀闷、嘈杂或泛酸，或时隐痛。证属情志所伤，肝郁犯胃，乃"卧不安则胃不和"也，当以疏肝和胃治之，方能收效。也有失眠症患者，素无胃病史，因精神过劳诱发，失眠症经年不愈，从而引发胃肠功能紊乱，胃脘不适，食入胀闷，时有嗳气或肠鸣有声，大便稀薄，一日数行，多无腹痛。证属肝亢犯胃及脾，以致胃失和降，脾失健运，亦为"卧不安则胃不和"也。治当疏肝或平肝和胃，温运健脾，每获良效。

所以说，当今临床所见失眠症既有"胃不和则卧不安"者，也有"卧不安则胃不和"者，另有"思虑伤脾，脾血亏虚，经年不寐"者，当从临床实际见证和不同病因病机分别论治。

（一）脾虚不寐

脾虚不寐主要由于脾胃虚弱，长期患慢性结肠炎或肠易激综合征，反复不愈，常因精神过劳或情志不悦，而同时伴有严重失眠症。临床表现以慢性腹泻为特征，一日两三次，或四五次不等，便时有腹痛，或无腹痛，大便稀薄，或呈不消化状，无脓血。病情时好时差，反复发作不愈，大便化验阴性，直肠镜检查示慢性结肠炎。失眠症状表现为夜寐不安，多梦易醒或早醒，醒后不能再入睡，每晚睡2~3h，甚则通宵难寐。此按脾虚不寐论治，以基本方（柴胡、龙骨、牡蛎、郁金、石菖蒲、赤芍、丹参、合欢皮、黄连、木香、肉豆蔻、党参、白术、茯苓）加减，如瘀热较重者，则改用红藤、紫花地丁、秦皮、焦山楂等。如属虚寒者，则加用干姜、厚朴等。

（二）胃病不寐

胃病不寐主要是患有胃病（慢性胃炎、胃溃疡、十二指肠球炎或胃下垂等），常因情志不悦或精神紧张、过劳而引起失眠，以致胃病复发，又加重失眠，互相影响而发病。临床上表现为严重失眠、精神抑郁或焦虑，同时伴胃脘胀闷不适，或胀痛，或嘈杂、泛酸，或嗳气频作，常用平肝或疏肝和胃之剂。脘胀不适，以基本方（柴胡、龙骨、牡蛎、郁金、石菖蒲、赤芍、丹参、合欢皮、党参、苍术、白术、枳壳或八月札）加减。嗳气频作则加旋覆花、代赭石、紫苏梗、佛手等。胃嘈杂或泛酸，改加煅瓦楞子、乌贼骨等。苔黄腻，则加蒲公英、白花蛇舌草、黄连等。脘痛则改加川楝子、延胡索、台乌药、制香附之类。大便溏薄，加木香、焦山楂，纳呆加生麦芽。

第五节　肝病与失眠症

随着社会经济的发展、人们生活习惯的改变、生活节奏的加快及竞争压力的增大，不论什么年龄层面的人都会因心理压力所致情志变化，从而导致失眠症的情况与日俱增，这使失眠症的发病率逐年升高。情志致病在以气血功能失调为病机外，其病位多责之于肝，故从肝论治失眠症疗效显著。马捷等通过检索国内外有关中医药治疗失眠症的文献，将纳入的425篇文献进行证型分布情况统计与评价。结果发现失眠症的证型出现最多的分别为肝郁化火、肝郁气滞、肝阳上亢、肝郁血瘀、肝血亏虚、肝肾阴亏、肝郁脾虚。其中肝郁化火达到研究文献的31.88%。

（一）生理功能

肝脏位于腹部，横膈之下，右胁之内，属五脏。其主要生理功能是主疏泄和主藏血；肝主筋，有关手足活动功能；肝开窍于目，主人双目的视物功能。《临证指南医案》曾说肝"体阴而用阳"。其生理特性主升主动，喜条达而恶抑郁，故称为"刚脏"。《素问·灵兰秘典论》说："肝者，将军之官，谋虑出焉。""谋虑"就是谋思虑，说明在五脏中与思虑情绪变化密切相关的是肝。五行属木，为阴中之阳，与自然界春气相应。

（二）疏泄功能

"主闭藏者肾也，司疏泄者肝也。"肝气疏泄，调畅全身之气机，使脏腑经络之气的运行畅通无阻。而《素问·五常政大论》首次提出肝的疏泄功能，即"土疏泄，苍气达"，即土得木而达之意。《血证论》云："木之性主于疏泄，食气入胃，全赖肝木之气以疏泄之，而水谷乃化。"此处说明了肝主疏泄中其调节气机以助水谷生化的功能。疏泄与情志关系密切，"肝者，罢极之本，魂之居也"，其中"魂之居"说明了肝有掌控情绪之功，叶天士也明确地论述了精神刺激与肝主疏泄的关系，"恼怒肝郁""气郁不舒，木不条达""悒郁动肝致病……疏泄失职"。肝性喜条达而恶抑郁。肝主疏泄功能正常，则气机调畅，气血和调，精神愉快。反之，若肝失疏泄，则气机不畅，在情志上则表现为郁郁寡欢，情志压抑，称为"因病致郁"，可为肝郁气滞证。

肝为刚脏，生理特性为主动主升，若长期处于气机郁滞、气郁化火的状态，便会灼伤阴液，导致阳盛阴虚，阳不入阴，导致不寐，如《血证论》中曰："肝病不寐者，肝藏魂……若浮阳于外，魂不入肝，则不寐。"肝火上扰神明，则临床多见烦躁易怒、辗转难眠、多梦乱梦，如《素问·刺热》中曰："肝热病者……热争则狂言及惊，胁满痛，手足躁，不得安卧。"可为肝郁化火证。若肝之疏泄太过，则易产生精神亢奋，出现急躁、易怒、失眠、惊惕等，可为肝阳上亢证。

此外，肝主疏泄，调畅气机，协调脾胃的升降，并疏利胆汁，输于肠道，促进脾胃对食物的消化及对精微的吸收和传输。若肝失疏泄，导致"土壅木郁"，《素问·宝命全形论》云："土得木而达。"《血证论》曰："木之性主于疏泄，食气入胃，全赖肝木之气以疏泄之，而水谷乃化；设肝之清阳不升，则不能疏泄水谷，渗泄中满之症，在所不免。"木能达土全赖肝木的疏泄条达之性，其中肝主升发阳气，继而脾乃能生清。若肝失疏泄，气机郁滞，又易致脾失健运，形成精神抑郁、胸闷太息、纳呆腹胀、肠鸣泄泻等肝脾不调之候，《内经》曾提出"胃不和则卧不安"，说明了脾胃升降失常可导致不寐，可为肝郁脾虚证。若精神刺激或情志所伤，致肝郁气滞，津液输布障碍，抑或是肝郁乘脾犯胃，使脾胃的运化失司，痰壅遏于中焦化热上扰清窍，以致不寐，可为肝郁痰阻证。

（三）藏血功能

肝藏血生血，具有调节血量之功。《素问·五脏生成》王冰注曰："人动则血运于诸经，人静则血归于肝脏。"张璐在《张氏医通》中提出肝脏生血，"气不耗，归静于肾为精，精不泄，归精于肝而化诸血"。宋代许叔微《普济本世方》曰："平人肝不受邪，故卧则魂归于肝，神静而得寐。"《血证论》云："肝病不寐者，肝藏魂，人寤则魂游于目，寐则魂返于肝。若阳浮于外，魂不入肝，则不寐。"由此可见，肝的藏血功能与睡眠的生物节律具有密切的关系。肝脏储藏血液，可以根据其生理情况的调节对各个脏器进行血流量灌注。当患者五志过极，或者劳逸失度，会导致肝疏泄及藏血失调，使节律被打乱，其血液无法归入肝脏，则不能按时入睡。

（四）藏血与疏泄功能的关系

藏血与疏泄的功能相辅相成，以保持全身的气机疏畅条达，通而不滞，散而不郁。"肝喜条达而恶抑郁""怒则伤肝"。从脏腑生理病理的角度上看，肝主疏泄、调畅气机和藏血功能正常，则人体的气血调和，精神舒畅。反之，则可因肝气不舒而导致气机郁结，从而有郁郁寡欢、多思多虑、喜太息之表现；或肝气上逆，出现急躁易怒、失眠多梦、口干咽燥等。若肝失疏泄，肝气郁结，气机不畅，升降失调，脾胃不和，气血紊乱，阴阳失调。当气滞、火邪、痰瘀等病理产物产生时，上扰神明，魂不安藏，从而导致不寐。

（五）治疗

王翘楚教授认为当今失眠症患者的失眠症状多因情志不悦、精神过劳、惊吓等因素而诱发，提出"脑主神明，肝主情志，心主血脉"，失眠症在临床上的症状、证候多表现于肝，因情志而诱发，再波及于心，或其他相关脏腑，以致多脏腑功能失调。故辨证立法处方用药当从肝论治，以治肝为先，同时顾及其他相关脏腑病变。

王翘楚教授从肝论治失眠症以基本方（天麻、钩藤、葛根、川芎、柴胡、煅龙骨、赤芍、白芍、焦山栀子、黄芩、合欢皮、夜交藤、淮小麦、苦参、僵蚕、蝉衣、甘草）加减。根据病情合用落花安神合剂、落花安神颗粒及解郁Ⅱ号冲剂。

辨证分型：①肝郁阳亢、瘀热交阻，基本方加丹参、桃仁、红花、广郁金等。②肝郁阳亢、胃失和降，基本方加八月札、蒲公英、瓦楞子、乌贼骨、苏梗等。③肝郁阳亢、肾气不足，基本方加熟地黄、淫羊藿、地骨皮、菟丝子、补骨脂等。④肝郁阳亢、心脉闭阻，基本方加全瓜蒌、薤白、延胡索、麦冬、五味子等。⑤肝郁阳亢、肺失清肃，基本方加金银花、连翘、桑白皮、紫苏子、莱菔子、白芥子等。⑥肝郁阳亢、脾失健运，基本方加党参、茯苓、白术、葛根、干姜、麦芽等。⑦肝郁阳亢、肝阳化风，基本方加桑叶、菊花、羚羊角粉、石决明、刺蒺藜等。⑧肝郁阳亢、湿热下注，基本方加红藤、败酱草、萹蓄、紫花地丁、川草薢等。

临床上多见肝阳上亢和肝气郁滞型，肝阳上亢多为单纯性失眠症，主要因精神心理因素引起，连续一个月以上不能自然恢复正常睡眠，临床表现为入睡困难或早醒，或中间间断多醒多梦甚至通宵难眠等特征，属肝阳偏亢。王翘楚教授以桑叶、菊花、天麻、钩藤、柴胡、龙骨、郁金、焦栀子、白芍、丹参、合欢皮等加减使用，或单用落花安神口服合剂，每日 1 次，每晚临睡前服 20mL，一般轻、中度失眠症可获良效。如属重度单纯性失眠症，可服用基础方配合落花安神合剂口服。

肝郁而不寐，因肝病患者在患病期间精神紧张、情志不畅、多思多虑引起，多见于急慢性肝炎、肝硬化患者或肝功能异常患者。急慢性肝炎活动期，有肝功能异常，谷丙转氨酶增高，胆红素升高，当以清肝疏利为先，加以养肝健脾、活血安神。常用柴胡、龙骨、牡蛎、天麻、钩藤、郁金、石菖蒲、赤芍、白芍、丹参、合欢皮等为基本方，酌情加减。若需清肝利胆，予垂盆草、白花蛇舌草、蒲公英、焦栀子、茵陈等。若需疏肝和胃，予旋覆花、代赭石、延胡索、川楝子、紫苏梗、八月札、青皮、陈皮等。若需养肝健脾，予制何首乌、山茱萸、枸杞子、女贞子、黄芪、党参、白术、茯苓等。

施今墨将失眠症以病因论，可分为十余种不同因素，皆能导致失眠症。其中肝经受病最为多见，原因复杂，隐晦变幻，不易究诘。为五志七情所扰不眠症者，治以肝性条达宜舒展，若精神过度紧张，情志抑郁皆能引起肝郁不舒，以致调节失常，不能安卧，遂成失眠症，宜采用炙甘草汤，诸如复脉汤、柴胡龙骨牡蛎汤或逍遥散、十味温胆汤之类。其有因肝虚所致，可用《普济本事方》真珠母丸。此外，更有多梦、卧不安者，以桂枝甘草龙骨牡蛎汤与栀子豉汤合用，多有效；或栀豉汤、朱砂安神丸加琥珀末（按语：栀豉汤本系治虚烦之法，但多梦、卧不安者，加此两味，亦颇有效）。

丁甘仁从肝治失眠症：因肝气郁结而致肝阳上亢，营阴不足，肾水失于上承，心肾不交者，常选用柏子仁、酸枣仁养血，白芍、黑豆衣柔肝息风，合欢花、首乌藤解郁安神，远志、茯神、龙齿养心安神，半夏、秫米除烦和胃安神。因肾水不足，不能涵木则肝阳上亢，失于上承则心火浮越者，常选用阿胶、柏子仁、酸枣仁养血育阴，牡蛎、白芍柔肝潜阳，远志、龙齿宁心安神，半夏、秫米除烦和胃安神，黄连、茯神清心安神。因郁怒伤肝、肝失条达、气郁化火、痰火上扰心神者，常用温胆汤加白芍、酸枣仁清热化痰、养血柔肝；栀子、郁金、珍珠母疏解肝郁，清泻肝火；远志、龙骨宁心安神，秫米、川贝母和胃化痰；合欢花、首乌藤解郁安神。

-------------------- **参 考 文 献** --------------------

陈永利. 2012. 睡眠呼吸暂停综合征的中医辨证分型. 实用中医内科杂志, 20（10）：80-82.

崔明伟. 2016. 抗精神分裂症药物的临床研究进展. 医学信息, 29（10）：43.

高之旭. 2007. 精神疾病的睡眠障碍及治疗. 实用老年医学, 2（21）：8.

郭心琦. 2005. 台湾地区失眠症的症状与证候特征的研究. 北京中医药大学中医诊断学：36-46.

黄朝红, 黄朝芬, 周莉. 2010. 利培酮治疗精神分裂症的药物副反应动态观察. 中国实用医学, 5（3）：73, 74.

黄朝红, 罗诚, 黄朝芬. 2009. 酒石酸唑吡坦治疗精神分裂症失眠的临床研究. 现代中西医结合杂志, 18（9）：1003, 1004.

黄希翘, 陈春红. 2012. 失眠从肝论治的临床探讨. 当代医学, 18（25）：150, 151.

黄晓辉，张荣华.2007.失眠的从肺论治.时珍国医国药，18（3）：720，721.

黄苑，周岳君.2016.肺藏魄与不寐.陕西中医药大学学报，39（2）：15，16.

李建生.2005.中医药治疗慢性阻塞性肺疾病研究的实践与若干思考.河南中医，25（5）：13-15.

李建生.2009.慢性阻塞性肺疾病中医辨证论治疗概要.河南中医学院学报，24（4）：9-11.

李建生.2011.支气管哮喘中医辨证论治疗概要.中医学报，26（1）：26-28.

李清伟，陆峥.2016.失眠症与焦虑障碍和抑郁障碍的关系及其治疗.中华全科医师杂志，15（7）：505.

李庆，杨东东.2015.柴胡桂枝汤治疗失眠的理论探讨.陕西中医学院学报，38（1）：82，83.

梁晓春.2013.失眠抑郁与疏肝安神.中医杂志，54（14）：1243-1245.

林芳波，侯德仁，唐秋萍.2017.抑郁症的药物治疗进展及艾氯胺酮的应用前景.南方医科大学学报，37（4）：556-567.

刘恩顺，孙增涛，封继宏，等.2009.1010例支气管哮喘患者中医证候及证候要素的临床流行病学调查.天津中医，26（5）：367-369.

刘罗冀，张虹，丰芬，等.2015.从肝论治失眠研究进展.中医学报，1：114-116.

刘琼，李成年.2012.试从五脏相关析仲景论治失眠.辽宁中医杂志，39（8）：1498.

陆伟珍，王翘楚.2014.从肝论治失眠症308例回顾性总结.中成药，36（4）：709-713.

马捷，李峰，宋月晗，等.2012.从肝论治失眠的文献研究.中华中医药杂志，4：1076-1080.

马赟.2008.《黄帝内经》理论探讨分时调营卫治疗非器质性失眠.时珍国医国药，19（6）：1498.

苗润青，李胜吾，岳峰，等.2010.从肝俞穴论治失眠患者植物神经功能紊乱的探讨.中医研究，23（3）：10-12.

皮敏，缑燕华，丘凤贤，等.2012.调任通督针刺法治疗失眠症主穴处方优化的临床研究.中医药临床杂志，24（6）：506-508.

蒲华春.2012.王翘楚教授治疗173例失眠症经验总结.云南中医中药杂志，33（4）：32，33.

苏泓，王翘楚.2006.王翘楚教授从肝论治失眠症.中医药通报，1：51-53.

王丽华，陈关娟.2013.精神障碍中的失眠研究进展.神经疾病与精神卫生，13（4）：408，409.

王翘楚.2006.失眠症的中医诊断、辨证和治疗.中医药通报，5（5）：10-13.

王诗伟.2003.桂枝加龙骨牡蛎汤加减治疗老年不寐65例.辽宁中医学院学报，5（2）：117.

王政研，刘旭光，丰芬.2014.从肝论治失眠症的研究进展.时珍国医国药，12：3017-3019.

吴勉华，王新月.2012.中医内科学.北京：中国中医药出版社：149-154.

许红，徐建，王惠茹，等.2010.王翘楚辨治失眠症学术思想和临证经验.上海中医药杂志，44（11）：1-4.

许良.1998.王翘楚"五脏皆能不寐"治验初探.上海中医药杂志，10：14-16.

许良.2000."胃不和则卧不安"今析.上海中医药杂志，34（1）：22.

许良.2001.失眠症从肝论治——附1000例临床资料分析.上海中医药杂志，35（9）：16，17.

许良.2006.学习"五脏皆有不寐"证治经验的体会.中国中医基础医学杂志，12（2）：155，156.

严晓丽.2011.从肝论治失眠症295例临床观察.四川中医，29（1）：87，88.

于洞兰，李忠梅，毕海波.2007.影响精神疾病罹患者就医的主客观因素分析及对策.中国医药导报，4（33）：126.

祝谌予.1982.施今墨临床经验集.北京：人民卫生出版社.

张明园.2009.全球化和中国的精神卫生及其政策.上海精神医学，21（1）：1-6.

张庆祥，申艳红，沈涛.2009.肝失疏泄与失眠的临床流行病学调查与分析.中华中医药学会中医基础理论分会第三届学术年会，太原，176-180.

赵永厚，赵玉萍，于明.2012.神志病之"脏腑—气血—脑神"诊疗思维的构建.世界中西医结合杂志，7（4）：253，254.

职延广.2002.丁甘仁先生治疗不寐证经验.中国中医基础医学杂志，8（1）：74，75.

中华人民共和国国家卫生和计划生育委员会.2015.全国精神卫生工作规划（2015-2020年）.中国实用乡村医生杂志，22（14）：1-5.

中华中医药学会肺系病分会.2013.支气管哮喘中医诊疗专家共识（2012）.中医杂志，54（7）：627-629.

中华中医药学会肺系病专业委员会.2012.弥漫性间质性肺疾病的中医证候诊断标准（2012年版）.中医杂志，53（13）：1163-1165.

中华中医药学会内科分会肺系病专业委员会.2012.慢性阻塞性肺疾病中医诊疗指南（2011版）.中医杂志，53（1）：80-84.

Adeloye D，Chua S，Lee C，et al. 2015. Global and regional estimates of COPD prevalence: Systematic review and meta-analysis. Journal of global health，5（2）：020415.

Akinbami L J，Moorman J E，Liu X. 2011. Asthma prevalence，health care use，and mortality: United States，2005-2009. Natl

Health Stat Report, 12 (32): 1-14.

Andenæs R, Schwartz C E. 2016. Anxiety mediates the effect of smoking on insomnia in people with asthma: evidence from the HUNT3 study. J Multidiscip Healthc, 9: 21-28.

Auchter A, Williams J, Barksdale B, et al. 2014. Therapeutic benefits of methylene blue on cognitive impaiiment during chronic cerebral hypopefusion. Journal of Alzheimers Disease, 4 (24): S525-S535.

Bachyns Ka N I, Kopchak O O. 2014. Special features of mild cognitive impairment in patients with metabolic syndrome. Likarska sprava/Ministerstvo okhorony zdorov ia Ukrainy, 10 (34): 37-44.

Bajwah S, Higginson I J, Ross J R, et al. 2012. Specialist palliative care is more than drugs: a retrospective study of ILD patients. Lung, 190 (2): 215-220.

Bellia V, Catalano F, Scichilone N, et al. 2003. Sleep disorders in the elderly with and without chronic airflow obstruction: the SARA study. Sleep, 26 (3): 318-323.

Benetó A, Gomez-Siurana E, Rubio-Sanchez P. 2009. Comorbidity between sleep apnea and insomnia. Sleep Med, 13 (4): 287-293.

Bezel R, Russi E, Kronauer H, et al. 1987. Life-threatening apnea after midazolam administration in a patient with obstructive sleep apnea syndrome. Schweiz Med Wochenschr, 117 (15): 579-583.

Brumpton B, Mai X M, Langhammer A, et al. 2017. Prospective study of insomnia and incident asthma in adults: the HUNT study. Eur Respir, 49 (2): 160-183.

Budhiraja R, Parthasarathy S, Budhiraja P, et al. 2012. Insomnia in patients with COPD. Sleep, 35: 369-375.

Budhiraja R, Roth T, Hudgel D W, et al. 2011. Prevalence and polysomnographic correlates of insomnia comorbid with medical disorder. Sleep, 34 (7): 859-867.

Bye P T, Issa F, Berthon-Jones M, et al. 1984. Studies of oxygenation during sleep in patients with interstitial lung disease. Am Rev Respir Dis, 129 (1): 27-32.

Centers for Disease Control and Prevention (CDC). 2011. Vital signs: asthma prevalence, disease characteristics, and self-management education: United States, 2001-2009. MMWR Morb Mortal Wkly Rep, 60 (17): 547-552.

Chung W S, Lai C Y, Lin C L, et al. 2015. Adverse Respiratory Events Associated with Hypnotics Use in Patients of Chronic Obstructive Pulmonary Disease: A Population-Based Case-Control Study. Medicine (Baltimore), 94 (27): e1110.

Dean B B, Calimlim B C, Sacco P, et al. 2010. Uncontrolled asthma among children: impairment in social functioning and sleep. J Asthma, 47 (5): 539-544.

Dolly F R, Block A J. 1982. Effect of flurazepam on sleep-disordered breathing and nocturnal oxygen desaturation in asymptomatic subjects. Am J Med, 73 (2): 239-243.

Dombrovski A Y, Cyranowski J M, Mulsant B H, et al. 2008. Which symptoms predict recurrence of depression in women treated with maintenance interpersonal psychotherapy? Depress Anxiety, 25 (12): 1060-1066.

Drake C L, Day R, Hudgel D, et al. 2003. Sleep during titration predicts continuous positive airway pressure compliance. Sleep, 26: 308-311.

Fitzpatrick M F, Engleman H, Whyte K F, et al. 1991. Morbidity in nocturnal asthma: sleep quality and daytime cognitive performance. Thorax, 46 (8): 569-573.

GBD 2013 Mortality and Causes of Death Collaborators. 2015. Global, regional, and national age-sex specific all-cause and cause-specific mortality for 240 causes of death, 1990-2013: a systematic analysis for the Global Burden of Disease Study 2013. Lancet, 385 (9963): 117-171.

Gooneratne N S, Gehrman P, Gurubhagavatula I, et al. 2010. Effectiveness of ramelteon for insomnia symptoms in older adults with obstructive sleep apnea: a randomized placebo-controlled pilot study. J Clin Sleep Med, 6 (6): 572-580.

Hagen C, Patel A, McCall W V. 2009. Prevalence of insomnia symptoms in sleep laboratory patients with and without sleep apnea. Psychiatry Res, 170 (2-3): 276, 277.

Hanson M D, Chen E. 2008. Brief report: The temporal relationships between sleep, cortisol, and lung functioning in youth with asthma. J Pediatr Psychol, 33 (3): 312-316.

Hynninen M J, Pallesen S, Hardie J, et al. 2013. Insomnia symptoms, objectively measured sleep, and disease severity in chronic obstructive pulmonary disease outpatients. Sleep Med, 14 (12): 1328-1333.

Janson C, Bjornsdottir E, Pack A, et al. 2012. Insomnia in untreated sleep apnea patients compared to controls. Sleep Res, 21 (2): 131-138.

失眠症的中西医结合治疗

Jensen M E, Gibson P G, Collins C E, et al. 2013. Increased sleep latency and reduced sleep duration in children with asthma. Sleep Breath, 17 (1): 281-287.

Johansson P, Alehagen U, Svanborg E, et al. 2009. Sleep disordered breathing in an elderly community-living population: Relationship to cardiac function, insomnia symptoms and daytime sleepiness. Sleep Med, 10 (9): 1005-1011.

Klink M E, Dodge R, Quan S F. 1994. The relation of sleep complaints to respiratory symptoms in a general population. Chest, 105 (1): 151-154.

Klink M, Quan S F. 1987. Prevalence of reported sleep disturbances in a general adult population and their relationship to obstructive airways diseases. Chest, 91 (4): 540-546.

Krakow B, Melendrez D, Lee S A, et al. 2004. Refractory insomnia and sleep-disordered breathing: a pilot study. Sleep Breath, 8 (1): 15-29.

Krakow B, Ulibarri V A, Romero E A, et al. 2013. A two-year prospective study on the frequency and co-occurrence of insomnia and sleep-disordered breathing symptoms in a primary care population. Sleep Med, 14 (9): 814-823.

Kryger M, Roth T, Wang-Weigand S, et al. 2009. The effects of ramelteon on respiration during sleep in subjects with moderate to severe chronic obstructive pulmonary disease. Sleep Breath, 13 (1): 79-84.

Kryger M, Wang-Weigand S, Roth T. 2007. Safety of ramelteon in individuals with mild to moderate obstructive sleep apnea. Sleep Breath, 11 (3): 159-164.

Lee Y M, Sohng K Y. 2005. The effects of foot reflexology on fatigue and insomnia in patients suffering from coal workers' pneumoconiosis. Taehan Kanho Hakhoe Chi, 35 (7): 1221-1228.

Lettieri C J, Shah A A, Holley A B, et al. 2009. Effects of a short course of eszopiclone on continuous positive airway pressure adherence: a randomized trial. Ann Intern Med, 151 (10): 696-702.

Lichstein K L, Woosley J A, Geyer J D, et al. 2013. Co-occurring insomnia and obstructive sleep apnea. Sleep Med, 14 (9): 824-849.

Luyster F S, Buysse D J, Strollo P J. 2010. Comorbid insomnia and obstructive sleep apnea: challenges for clinical practice and research. J Clin Sleep Med, 6 (2): 196-204.

Luyster F S, Strollo P J, Holguin F, et al. 2016. Association between Insomnia and Asthma Burden in the Severe Asthma Research Program (SARP) III. Chest, 150 (6): 1242-1250.

Mary C K, James J H, Michael L P, et al. 2011. Cognitive behavioral therapy for insomnia comorbid with COPD is feasible with preliminary evidence of positive sleep and fatigue effects. Int J Chron Obstruct Pulmon Dis, 6 (1): 625-635.

Meltzer L J, Ullrich M, Szefler S J. 2014. Sleep duration, sleep hygiene, and insomnia in adolescents with asthma. J Allergy Clin Immunol Pract, 2 (5): 562-569.

Mermigkis C, Chapman J, Golish J, et al. 2007. Sleep-related breathing disorders in patients with idiopathic pulmonary fibrosis. Lung, 185 (3): 173-178.

Metzinger-Le M V, Andrianome S, Chillon J, et al. 2014. microRNAs are dysregulated in the cerebral microvasculature 0f CKD mice. Frontiers in Bioscience (Elite edition), 6 (20): 80-88.

Morin C, Fardet L. 2015. Systemic glucocorticoid therapy: risk factors for reported adverse events and beliefs about the drug. A cross-sectional online survey of 820 patients. Clin Rheumatol, 34 (12): 2119-2126.

Nakafero G, Sanders R D, Nguyen-Van-Tam J S, et al. 2015. Association between benzodiazepine use and exacerbations and mortality in patients with asthma: a matched case-control and survival analysis using the United Kingdom Clinical Practice Research Datalink. Pharmacoepidemiol Drug Saf, 24 (8): 793-802.

Ong J C, Gress J L, San Pedro-Salcedo M G, et al. 2009. Frequency and predictors of obstructive sleep apnea among individuals with major depressive disorder and insomnia. J Psychosom Res, 67 (2): 135-141.

Pascual N, Jurado B, Rubio J M, et al. 2005. Respiratory disorders and quality of sleep in patients on the waiting list for lung transplantation. Transplant Proc, 37 (3): 1537-1539.

Perez-Padilla R, West P, Lertzman M, et al. 1985. Breathing during sleep in patients with interstitial lung disease. Am Rev Respir Dis, 132 (2): 224-229.

Prado G F, Allen R P, Trevisani V M, et al. 2002. Sleep disruption in systemic sclerosis (scleroderma) patients: clinical and polysomnographic findings. Sleep Med, 3 (4): 341-345.

Rhind G B, Connaughton J J, McFie J, et al. 1985. Sustained release choline theophyllinate in nocturnal asthma. Br Med J (Clin Res Ed), 291 (6509): 1605-1607.

治
疗
篇

Rogliani P, Calzetta L, Cazzola M, et al. 2016. Drug safety evaluation of roflumilast for the treatment of COPD: a meta-analysis. Expert Opin Drug Saf, 15 (8): 1133-1146.

Soehner A M, Kaplan K A, Harvey A G. 2014. Prevalence and clinical correlates of CO—occurring insomnia and hypersomnia symptoms in depression. J Affect Disord, 167 (10): 93-97.

Sundbom F, Lindberg E, Bjerg A, et al. 2013. Asthma symptoms and nasal congestion as independent risk factors for insomnia in a general population: results from the GA (2) LEN survey. Allergy, 68 (2): 213-219.

Sunderajan P, Gaynes B N, Wisniewski S R. et al. 2010. Insomnia in patients with depression: a STAR*D report. CNS Spectr, 15 (6): 394-404.

Vozoris N T, Fischer H D, Wang X, et al. 2014. Benzodiazepine drug use and adverse respiratory outcomes among older adults with COPD. European Respiratory Journal, 44 (2) : 332-340.

Wickwire E M, Collop N A. 2010. Insomnia and sleep-related breathing disorders. Chest, 137 (6): 1449-1463.

Winkelman J W. 2015. Clinical practice. Insomnia disorder. N EnglJ Med, 373 (15): 1437-1444.

Xiang Y T, Ma X, Cai CJ, et al. 2008. Prevalence of insomnia, its sociodemographic and clinical correlates, and treatment in rural and urban regions of Beijing, China: a general population—based survey. Sleep, 31 (12): 1655-1662.

Xiang Y T, Wong T S, Tsoh J, et al. 2014. Insomnia in older adults with chronic obstructive pulmonary disease(COPD)in Hong Kong: a case-control study. COP, 11 (3): 319-324.

Zhang X J, Li Q Y, Wang Y, et al. 2014. The effect of non-benzodiazepine hypnotics on sleep quality and severity in patients with OSA: a meta-analysis. Sleep Breath, 18 (4): 781-789.

Zivadinov R, chung C. 2013. Potential involvement of the extracranial venous system in central nervous system disorders and aging. BMC Medicine, 11 (26): 124-126.

失眠症的中西医结合治疗

第十一章 镇静催眠药的危害及减药方法

目前失眠症的药物治疗有苯二氮䓬类药物、抗抑郁药、抗精神病药物、佐匹克隆、扎来普隆等，一线用药仍以苯二氮䓬类为主。

一、危害性

Le Sternbach 在 1955 年合成氯氮䓬（利眠宁），不久地西泮（安定）问世。20 世纪 80 年代，苯二氮䓬类药物逐渐被广泛应用。据调查，在平均使用苯二氮䓬类药物达 10 年之久的近 2000 例患者中，53% 的患者产生药物依赖。抗精神类药品使用不当同样会产生药物耐受性和依赖性。

镇静催眠药依赖分为心理性依赖和躯体性依赖。心理性依赖即习惯性，其严重程度依次为有继续用药的愿望、恳求用药、强行用药。躯体性依赖即成瘾，是指在主观上产生了只有继续用药的强烈愿望，在客观上出现了只有继续用药才能制止住一系列特有的症状和体征的状态。这种客观的症状和体征称为戒断症状。戒断症状包括焦虑、失眠、夜间惊醒、痉挛、幻觉、内脏不适、心理反常、眩晕等。

长期大量服用镇静催眠药可能出现的危害如下。

（1）宿醉　　服用某些镇静催眠药，夜间睡眠会明显改善，但部分人白天还会昏昏沉沉，头脑并不清醒，在医学上名为宿醉现象。

（2）反应减慢　　长期服用镇静催眠药，部分患者会出现反应迟钝、动作迟缓等。

（3）记忆力减退　　长期服用镇静催眠药可使认知能力降低，记忆力和智力减退。这种情况在老年人中更为明显。国外研究表明，长期服用镇静催眠药与老年性痴呆的发病有一定的关系。

（4）呼吸抑制　　某些老年人及肝肾功能不全的患者，对镇静催眠药特别敏感，有时一般剂量也可引起过度镇静作用而发生意外。呼吸功能不全的人，即使小剂量的镇静催眠药也有可能引起呼吸衰竭加重，甚至因严重呼吸抑制而死亡。患有阻塞性睡眠呼吸不足综合征的患者，往往因睡眠差而被误诊为失眠症，错误地给予镇静催眠药治疗，结果使病情急剧加重，甚至发生睡眠中呼吸暂停时间过度延长而死亡。

（5）睡眠异常　　服用镇静催眠药引起的睡眠与正常睡眠不完全相同。患者往往有噩梦多、定时早醒和白天嗜睡现象，患者体力和精力不易恢复。

（6）神经精神症状　　长期或大量服用镇静催眠药者，还可出现头痛、易激动、不愿交际、口中怪味、步履不稳和共济失调等。

（7）可致死亡　　药物在特定情况下会成为毒剂，吞服大量镇静催眠药可致死亡。

二、减药方法

失眠症状改善后的中止时间治疗无一定的标准，但失眠症伴有躯体疾病患者，在失眠症状改善后可考虑中止使用镇静催眠药，对于原发性失眠症和生理性失眠症患者，失眠症状改善后至少要维持治疗3周方可考虑中止药物。但是否能够成功停药与患者以前的药物使用模式、失眠的严重程度、停药计划和患者的个性特征等因素有关。一般的停药计划如下。

（1）渐减法　　作用时间短的镇静催眠药，若突然停药容易出现反跳性失眠和撤药综合征，因此，使用作用时间短的药物最好慢慢减量至完全停止，如先每日减 1/4 量，服用 1 周后，每日再减 1/2 量，至最后不服用镇静催眠药睡眠也较好。如果因减量导致失眠症状再现时，应按减量前的药量服用。对无论怎么样也不能停药的患者，有必要维持最小有效药量。

（2）隔日法　　停用作用时间长的镇静催眠药后，血中药物浓度下降较慢，所以出现反跳性失眠症也晚，程度也轻，因此停止服用镇静催眠药从每周一开始，一边观察停药的睡眠情况，一边慢慢增加停药的天数，不能硬性突然全部停用。

（3）置换法　　对作用时间短的药物使用渐减法不成功时，可置换作用时间长的药物，然后再用渐减法或隔日法减量，不管是作用时间长的药物还是作用时间短的药物，都应先用渐减法减量。在用渐减法减至不能再减时，再用隔日法观察，以达到停用安眠药的最终目的。

另外，也可以用中草药置换，开始时让患者在服用原镇静催眠药的基础上加服中药，待中草药起效，患者睡眠情况满意或改善后，再用渐减法减量镇静催眠药，在用渐减法减至不能再减时，再用隔日法观察。在这个过程中中草药持续应用，待停用镇静催眠药后，维持服用中药一段时间，患者睡眠满意后，可停用中草药，亦可改用中成药巩固疗效后停药。

（4）心理治疗　　积极的心理治疗是停药成功的关键。医师应当向患者介绍停药计划，使其了解镇静催眠药物的正确使用方法、依赖性的产生及停药后可能出现的不良反应。使患者有充分的思想准备，积极配合，以便消除患者焦虑、稳定患者情绪、改善患者依从性。

为了避免镇静催眠药物依赖性的产生，医师在选择药物时应尽可能规范使用，积极预防。患者在医师的正确指导下，建立良好的依从性。预防的关键：①对有人格障碍、物质依赖倾向的失眠症患者，尽量不使用这些镇静催眠药物。②因镇静催眠药物与其他物质或药品有交叉依赖性，凡对乙醇或其他药物（镇痛药）滥用者，不使用镇静催眠药物。③镇静催眠药物的使用应坚持短期、间断性的原则，不宜长时间应用（3个月以上）。如确需长时间应用，应选择不同药理特性或作用机制的镇静催眠药物做合适的替换，以减少耐受性和依赖性的产生。④不宜突然中断使用镇静催眠药物，应通过科普宣教，普及卫生知识，防止依赖的发生。

------------------------------- 参 考 文 献 -------------------------------

赵忠新. 2003. 临床睡眠障碍学. 上海：第二军医大学出版社：459-469.

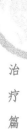

治
疗
篇

第十二章 儿童失眠症治疗的基本方法

失眠症是一种常见疾病，儿童及青少年普遍存在不同程度的睡眠问题，这些问题可以引发多种躯体疾病和心理疾病，需要引起我们的高度重视。本文从定义、影响因素、诊断及治疗等多个方面介绍儿童失眠症，以期能为临床儿科医师在失眠症的诊断和治疗上提供帮助。

一、失眠症的定义

失眠症主要表现为难以入睡、睡眠维持困难、比正常情况早醒、睡过之后精力没有恢复或者睡眠质量很差。其中儿童时期行为失眠包括入睡困难、抗拒睡眠、入睡时间延长及夜间长时间的觉醒并需要父母的陪同。这些问题在儿童中很常见，并且经常对患儿及其父母的生活质量造成不良影响。

二、影响睡眠的因素

影响睡眠的因素众多，如医学因素——药物影响、疼痛、原发性睡眠障碍（阻塞性睡眠呼吸暂停低通气综合征等）；不规律的睡眠模式；不正确的睡眠习惯——需要父母的陪同才能入睡，睡前长时间进行电视、电子游戏活动，睡前饮用含酒精或咖啡因的产品。

三、儿童失眠症的分型

（一）儿童行为失眠症

在儿童时期主要表现为入睡困难、入睡时间延长及夜间觉醒，尤其在0～5岁儿童中最常见，也有可能见于年长儿。若满足以下条件可诊断为睡眠障碍，这些症状必须每周至少发生3次，持续至少3个月，并且引起了儿童、家长及整个家庭的显著性功能障碍。

（1）与入睡习惯相关　这种类型的行为失眠症经常导致睡眠质量下降，患儿需在特定的环境中或在父母的陪伴下才能入睡。在每个60～90min的睡眠周期末端，患儿有短暂的兴奋，或由于其他因素而觉醒，他们不能再次入睡，除非提供相同的环境。避免出现这种情况的解决方法是当儿童成长至3个月时，在其昏昏欲睡的状态下，将他们放在床上独立入睡，这样可以避免养成儿童在入睡时必须要父母抱一抱或摇一摇的习惯。

（2）与父母对于环境限制的不足相关　这种类型的行为失眠症常见于学龄前儿童或年长儿，一些患儿通过表现恐惧的行为（如哭吵、黏人或离开卧室去寻求父母的安慰等）来表达夜间入睡时的恐惧，但这些是拖延就寝时间的表现而不是焦虑的表现。这种情况常见于父母无力或不愿意去制定固定的就寝规则，并强制一个规律的就寝时间。然而，有时候有其他的因素也可以导致儿童入睡困难，如哮喘、药物的影响或其他的医学疾病；睡眠障碍如不宁腿综合征或焦虑症；儿童本身的内在生理状况（夜猫子体质）等。

（3）与上床时间过长相关　当父母规定的睡眠时间超过了儿童的睡眠需求时，就会导致长时间的就寝斗争，而会增加夜间觉醒的次数或更容易早醒。解决方法是可以通过推迟就寝时间或提前晨醒时间来减少睡眠窗口以满足睡眠需求。

（二）精神心理性失眠症

精神心理性失眠症可能会干预儿童的入睡或睡眠维持，主要发生于年长儿和青少年。易受影响的患儿常常对于他们的睡眠问题没有充分的认知，这进一步损害了他们的入睡能力。这种类型的失眠症通常由多种混合因素所引起，如遗传易感性、医学疾病或精神状态等。急性的应激反应可能是一种诱因，持续影响的因素可能包括不良的睡眠习惯，如咖啡因的摄入，或不恰当的午睡时间。

（三）短暂的睡眠障碍

短暂的睡眠障碍可以发生于正常入睡的儿童中，例如，可以因为一个压力过大的生活事件而致某一个时期中的儿童夜间容易觉醒。当旅行时睡眠时间受到干扰也可导致时差反应。此外，很多疾病也可以扰乱睡眠，如短期睡眠障碍。

四、流行病学

在一项横向研究中发现有20%～30%的儿童有显著的睡眠问题或夜间容易觉醒。任何年龄组的儿童都存在行为睡眠问题。

（1）婴儿及蹒跚学步的幼儿　夜间觉醒是最常见的睡眠问题，在大于6个月的婴儿中25%～50%的人存在这个问题。在蹒跚学步的幼儿中有10%～15%的人抗拒睡眠。

（2）学龄前儿童　有15%～30%的人存在入睡困难或夜间觉醒，并且在很多病例中，这些睡眠问题常共存。

（3）学龄儿童　很多的研究表明，在4～10岁儿童中有25%～40%的人存在睡眠问题。在这些儿童中有15%的人抗拒睡眠，几乎11%的人存在睡眠焦虑。

（4）青少年　研究表明有11%的青少年（13～16岁）存在严重的失眠情况。有神经发育异常和精神疾病的儿童更容易患睡眠障碍。

治
疗
篇

五、内在因素与外在因素

儿童失眠症受内在因素及外在因素的干扰，这些可能是儿童失眠症的诱因或持续性因素。与睡眠问题有关的内在因素包括儿童的性格、疾病、生理体质、神经发育障碍或焦虑障碍等。

外在因素包括精神疾病、压力大、长时间的工作及环境影响等，如患儿需要与兄弟姐妹、父母或其他家庭成员共享一个房间等。另外，在一些病例中，儿童正常生长发育轨迹与父母所期望的睡眠行为不相符，也可导致睡眠问题。在很多情况下，睡眠问题既受内在因素的影响，同时也受外在因素的影响。在一项对双胞胎（平均年龄 16 个月）进行的队列研究中，揭示了内在因素与外在因素的作用。据研究，睡眠时间差异有 26%与遗传效应相关，有 66%与环境因素有关。另一项对双胞胎进行的纵向研究表明，环境因素可以显著影响白天的睡眠时间，而遗传因素对夜间的睡眠时间影响较大。

六、睡眠评估

可以使用一种工具来获取睡眠资料，如临床医生采用 BEARS 调查表来了解 5 个睡眠区域（B＝就寝问题，E＝白天极度嗜睡，A＝夜间觉醒，R＝睡眠的规律性和持续性，S＝打鼾）。资料需要包括对睡眠问题的详细描述、发病时间、父母对该问题的认知及可能引发或延续该问题的潜在社会心理因素。

（1）睡眠记录或日记有助于详细地描述睡眠问题，一个为期 2 周的睡眠日记是睡眠评估和治疗的一个重要组成部分，可提供有关睡眠时间和持续稳定性的信息，并且可以通过干预显示基线的变化。一个典型的睡眠日记包括睡前的信息、睡眠潜伏期、睡眠清醒总时间、清醒时间、总睡眠时间和午睡时间等。2 周的睡眠日记可以产生最有用的信息，在许多方式上为临床医生提供有价值的纵向数据，识别和评估睡眠问题是促进治疗的关键。

（2）腕动计是可以作为一个客观的衡量睡眠模式的测量工具。研究表明，它能可靠区分儿童和青少年的睡眠及觉醒状态，因此，可以在较长时间内提供一定程度的睡眠模式，如 1～2 周。此外，在评估治疗的依从性上也是一个有用的工具，如睡眠限制与睡眠时间表修正、睡眠效率等。

七、治疗

失眠症治疗分为药物治疗和非药物治疗。在非药物治疗中，行为疗法是推荐治疗小儿失眠症的首选治疗方法。

1. 行为疗法

行为疗法包括刺激控制疗法、睡眠限制疗法、睡眠卫生与教育、认知疗法、放松和冥想等。很多研究都证明了行为疗法的有效性，一篇关于 52 例治疗方案研究的综述表明，对于儿童的入睡困难和夜间觉醒，行为疗法可以产生可靠而持久的影响。通过短期（<6 个月）、中期（6~12 个月）及长期（>12 个月）的随访，发现在接受治疗的患儿中超过 80% 的人临床表现有了显著的改善。

（1）刺激控制疗法　　加强床和卧室与睡眠的联系，削弱患儿与睡眠不符合的行为，并制定一致的睡眠与觉醒模式，目的是教孩子把床与睡眠联系在一起。当孩子困了就上床睡觉，无论睡眠时间的长短，制定一个规律的起床时间。具体的措施如下。

1）只有在你困倦的时候才躺下睡觉。

2）除了睡眠不要用你的床。

3）如果你发现自己无法入睡，就起身进入另一个房间。熬夜至你愿意回到卧室睡觉。不想让你看闹钟，如果你不立即入睡，我们要你起床。

4）如果你仍然不能入睡，重复步骤 3），在夜间经常这样做是有必要的。

5）设置你的闹钟，每天早上准时起床，无论你在夜间有多少睡眠，这将帮助你的身体获得一致的睡眠节奏。

6）白天不打盹。

（2）睡眠限制疗法　　建立一个一致的睡眠时间表，即限制在床上度过的时间。一个个性化的睡眠时间表的制定以限制患者在床上的时间并可用于估计平均睡眠时间。制定明确的觉醒时间和就寝时间，在治疗的每一周，睡前根据前一周的睡眠时间提前 15~30min。患者养成有规律的睡眠与觉醒节律，且有不少于 5h 的卧床时间。治疗的长度为 6 周，一般可以获得改善。

如果睡眠效率低于 85%，我们将讨论对于青年和他的父母实施睡眠限制的可能性。我们使用标准的刺激控制指令，设定就寝时间和觉醒时间的目标，使用每天的睡眠日记来监测目标的进展（也需要进行结果评估），并在每周治疗会议上复习日记。对于入睡困难的患者，我们补充传统的刺激控制指令以达到减少觉醒和促进入睡的目的。对异常信念的干预包括以下四步：①识别异常的信念；②引导发现和质疑，去挑战异常的信念；③个性化实验以测试异常信念的有效性和实用性，并收集新信念的数据；④识别安全行为以防止异常信念的不一致。我们教导患者正确评价忧虑和反思，在上床睡觉之前，创建一个任务清单来减少对于未来计划/活动的担心，分散注意力，识别思维抑制的不良后果。

（3）睡眠卫生与教育　　是关于睡眠的信息和一组生活方式的建议下的睡眠卫生标签。睡眠教育是由睡眠过程和功能，睡眠平衡的发展变化，昼夜节律和个人睡眠需求的知识所组成。睡眠教育为家长提供了一个机会去了解正常与无序的睡眠、睡眠的组成、白天和夜晚的觉醒状态及睡眠的各个阶段和发展变化，有助于建立正常的期望和减少常见失眠症中的忧虑，并专注于睡眠。健康的睡眠习惯包括白天和夜间的睡眠习惯，积极影响睡眠的启动/维护、睡眠量和质量，它通常包括睡前活动，一致的就寝时间和起床时间，一个安静、凉爽、黑暗的卧室，避免接触含咖啡因的产品，日常体育活动及当孩子入睡时父母不在身旁陪同。不同年龄的儿童需设定合适的睡眠时间，并建立一个固定的睡眠时间，睡前避免进行刺激性活动。

如果孩子们相信父母最终会"让步"，他们会在睡前给父母提出要求，并让父母响应请求。如果家长每一次和每一个晚上都去忽略这些请求，最终请求就会停止。对于婴幼儿来说，夜间喂养加强了孩子对父母的依赖，并可能打乱白天的喂养时间表，6个月后正常发育的婴儿不需要在夜间喂食，在这种情况下，在睡前适当地使用适龄婴儿谷物可以帮助婴儿维持整个夜晚。对于学龄前儿童，根据孩子的年龄和白天的睡眠需求，可能需要探索最佳午睡时间，对于3岁以上的孩子来说，午后小睡会削弱他们在晚上入睡的能力。而学龄期儿童，应学会独立入睡，父母应忽略在睡前和午夜时孩子的所有行为和要求，包括哭泣、呼喊和更极端的行为，如投掷物体或呕吐，当他们一旦意识到夜间哭闹不再得到父母的关注,他们会学会自我安慰，这个方法可以在3～5天的过程中消除孩子的这些行为，因为孩子睡前不再依赖于父母的陪同，因此他会产生新的联想或拥有自我安慰技巧。这种方法通常是非常有效的，但许多家长不同意这种方法。对于青少年来说，在卧室使用电脑、电视、手机等，在夜晚摄入酒精、咖啡因或尼古丁等，都显然会导致睡眠数量和质量的下降，因此，应避免此类因素的干扰。此外，应该鼓励父母为孩子们安排活动时间，当儿童和青少年从事有规律的体育活动时，体力活动的增加可能有助于其入睡。

行为失眠症的治疗通常包括三个主要领域：①设置一个与年龄适当的入睡和午睡固定的睡眠时间表；②制定一个固定的作息时间；③教孩子独立入睡。对于大多数儿童，推荐的就寝时间是下午7点至8点半，如果时间晚了，孩子可能会变得过度疲劳，干扰他们入睡的能力并增加破坏性睡前行为的可能性，每天晚上孩子的就寝时间表应该是一致的，无论是工作日或周末，并且家长可以通过积极的激励等方法鼓励孩子入睡，忽视消极的行为。

（4）认知疗法　　认知重建方法聚焦在功能失调的睡眠态度和信念上，或认知过程中持续失眠，如睡眠相关威胁监测，以及关于睡眠和白天时间冲突的误解等。认知重建在认识失眠症的发展和维持中起着重要的作用。功能失调性认知失眠症（睡眠的期望不切实际，对失眠症的原因错误的看法，不认识失眠症的后果，对促进睡眠的行为错误的信仰和其他睡眠不安的想法）是认知重组的重点。

（5）放松和冥想　　放松训练作为失眠的治疗有着悠久的历史，呼吸调整和渐进性肌肉放松可用于调节躯体张力。如果过度反应是失眠的主要因素，则能预期减少觉醒将是最有效的治疗方法。有很多种不同的方法可以减少觉醒，包括渐进性肌肉放松、膈肌呼吸、冥想、瑜伽、催眠等。正念冥想是治疗失眠症的最新方法，正念是有意识地觉察，专注于当下这一刻，而不附加上主观的评判，它涉及冥想的实践及原则，将这种意识应用于一个人的瞬间体验。

2. 药物治疗

绝大多数的儿童睡眠障碍都是可以通过行为疗法治疗的，只有当行为疗法治疗无效时，才考虑药物治疗，且需要结合行为疗法使用。没有一种药物是 FDA 批准用于治疗儿童失眠症的，只有有限的经验以供我们选择治疗药物。

（1）褪黑素　　褪黑素是一种存在于动物、植物及微生物中自然产生的激素，并产生于色氨酸的合成过程中。当处于黑暗中时，我们的身体从松果体中自然分泌褪黑素。褪黑素用于促进睡眠-觉醒周期和内源性褪黑素节律，能缩短睡前觉醒时间和入睡时间，改善睡眠质量，使睡眠中觉醒次数明显减少，浅睡阶段变短，深睡阶段延长，次日早晨觉醒阈值下降，故有利于治疗失眠症。褪黑素的副作用通常是罕见的，但可能包括低血压、心动过缓，并略有降低或提高癫痫发作阈值，可能延缓青春期的发生等。

（2）α_2 受体激动剂　　儿童和青少年精神病学家通常使用 α_2 受体激动剂可乐定、胍法辛治疗失眠症合并注意缺陷多动障碍患儿，可能的副作用包括低血压、易怒、烦躁不安，随着时间的推移，耐受性增加，会出现反弹性高血压和心动过速，异态睡眠（如梦游症、夜惊）和过量服用的风险。

（3）处方镇静药物　　最常用的处方镇静药物包括苯二氮䓬类药物（抗焦虑或催眠，或两者均有）或非苯二氮䓬类药物（包括新的镇静催眠药，常用"Z"药物——唑吡坦、扎来普隆、佐匹克隆和艾司佐匹克隆，能选择性影响 GABA 受体神经递质）。副作用通常是剂量依赖性的，因此应采用最小有效剂量。其他药物如镇静性抗抑郁药、抗精神病药物、抗惊厥药物等也可以用于治疗失眠。

（4）替代疗法　　膳食补充剂、中药药物和抗组胺药越来越受欢迎，可用于治疗失眠。抗组胺药有苯海拉明和多西拉敏，在一项研究中，50 名 2～12 岁儿童分别给予苯海拉明治疗失眠症，结果发现睡眠潜伏期减少，觉醒次数和幅度减少，最后睡眠时间增加。常见的副作用包括镇静、反常效应、共济失调和眩晕。此外，缬草也被用于治疗小儿失眠，可以显著减少睡眠潜伏期，增加总睡眠时间和睡眠质量，但目前还没有足够的证据证明。

3. 光疗法

光对睡眠和觉醒有重要影响。第一，光可以通过眼睛和视网膜下丘脑通道来影响视交叉上核，即控制昼夜节律的下丘脑区域；第二，光抑制褪黑激素的分泌；第三，通过对上行觉醒系统的间接投射，发现光有警示作用，这反过来又有利于丘脑和皮质相连接。因此，光已作为一种治疗睡眠障碍的方法。光疗法是自然、成本相对较低、简单的治疗方式，对昼夜节律结果和失眠症状的影响最大。虽然光疗法也有副作用，如头痛、眼睛疲劳、自主活跃，可能诱发轻躁狂，但它不会导致残留效应。光强度显著的积极作用被发现可用于治疗失眠症，效应尺寸较大的研究使用更强的光强度，在研究失眠症的范畴中，报告的平均光强度为 4800lx。光照强度的调节作用显示在失眠症研究中预期的效应大小。此 Meta 分析的结果表明，整体光治疗有一个小到中等的效果，可结合认知行为治疗产生正效应。

4. 催眠疗法

自我催眠可能有利于治疗失眠症，它可以减少生理觉醒，可以产生新的图像和见解，并使患者从平时焦虑的思维中脱离而变得冷静。用催眠的方法产生的洞察力可能有助于解决失眠症问题。在催眠指令下使用洞察力可以有效地治疗失眠症。

5. 经颅微电流刺激疗法

经颅微电流刺激疗法（简称 CES 疗法）指通过夹在耳垂上的耳夹电极产生微安级别的微电流刺激大脑，改善异常脑电波，调节大脑神经递质和应激激素的分泌，从而达到治疗失眠症的目的。Rose 采用随机双盲的试验方法，将受试者分为两组，实验组采用 CES 疗法，对照组采取伪 CES 疗法。结果表明实验组在提高睡眠质量、减少入睡时间方面高于对照组，并且实验组的情绪障碍明显得到改善。可见，CES 疗法能够缩短失眠症患者的卧床清醒期，改善患者睡眠质量。

综上所述，儿童失眠症是由多种因素共同作用所导致的疾病，可以对儿童、家长及整个家庭产生众多不良影响。因此，需引起我们的高度重视，需了解失眠症的发生和进展，并进行积极的干预和治疗。

--- 参 考 文 献 ---

陈一心. 2012. 经颅微电流刺激疗法的研究进展. 中国医药导刊, 14（6）: 3.

Annette van M, Anne M M. 2016. The effects of light therapy on sleep problems: a systematic review and meta-analysis. Sleep Medicine Reviews, 2016 Oct; 29: 52-62.

Bootzin R R, Epstein D R. 2011. Epstein. Understanding and treating insomnia. Annu Rev Clin Psychol, 7（1）: 435-458.

Brunl O, Angrlman M. 2015. Pediatric insomnia: new insights in clinical assessment and treatment options. Archives Ltaliennes de Biologie, 153（2-3）: 144-156.

Burnham M M, Goodlin-Jones B L. 2002. Nighttime sleep-wake patterns and self-soothing from birth to one year of age: a longitudinal intervention study. J Child Psychol Psychiatry, 43（16）: 713-725.

Emily B, Cynthia H. 2016. Insomnia: the sleeping giant of pediatric public health. Curr Psychiatry Rep, 18（5）: 47.

Fisher A, van Jaarsveld C H. 2012. Genetic and environmental influences on infant sleep. Pediatrics, 129（6）: 1091-1096.

Greg C, Allison G H. 2012. The complex role of sleep in adolescent depression. Child Adolesc Psychiatr Clin N Am, 21（2）: 385-400.

Jodi A M, Lisa J M. 2008. Behavioural sleep disorders in children and adolescents. Annals Academy of Medicine, 37（8）: 722-728.

Johnson E O, Roth T, et al. 2006. Epidemiology of DSM-IV insomnia in adolescence: lifetime prevalence, chronicity, and an emergent gender difference. Pediatrics, 117（2）: e247.

Kerr S, Jowett S. 1994. Sleep problems in pre-school children: a review of the literature. Child Care Health Dev, 20（6）: 379-391.

Lisa J M. 2010. Clinical management of behavioral insomnia of childhood: treatment of bedtime problems and night wakings in young children. Behavioral Sleep Medicine, 8（3）: 172-189.

Mindell J A, Kuhn B. 2006. Behavioral treatment of bedtime problems and night wakings in infants and young children. Sleep, 29（10）: 1263-1276.

Oliviero B, Daniel A A. 2015. Current role of melatonin in pediatric neurology: clinical recommendations. European Journal of Paediatric Neurology, 19（2）: 122-133.

失眠症的中西医结合治疗

Owens J A, Spirito A. 2000. Sleep habits and sleep disturbance in elementary school-aged children. J Dev Behav Pediatr, 6（4）: 288.

Ran D A, Molly P S. 2006. Hypnosis for treatment of insomnia in school-age children: a retrospective chart review. BMC Pediatrics, 6（1）: 1-6.

Reid G J, Huntley E D. 2009. Insomnia of childhood and adolescence. Child Adolesc Psychiatric Clin N Am, 18（4）: 979-1000.

Rose K, Taylor A. 2009. Effects of cranial electrical stimulation on sleep disturbances, depressive symptoms, and caregiving appraisal in spousal caregivers of persons with Alzheimer s disease. Appl Nurs Res, 22（2）: 119-125.

Touchette E, Dionne G. 2013. Genetic and environmental influences on daytime and nighttime sleep duration in early childhood. Pediatrics, 131（6）: e1874-e1881.

治
疗
篇

第十三章 失眠症的常用综合疗法

第一节 穴位按摩

一、穴位按摩基础知识

穴位按摩法又称为推拿法,它是以中医学理论为指导,以经络腧穴学说为基础,以按摩为主要施治,用来防病治病的一种手段。穴位按摩可刺激体表一定穴位或部位,产生持续缓慢的良性刺激,以起到疏通经络、活血化瘀、理筋整复、滑利关节、调节脏腑功能、增强抗病能力等作用。穴位按摩法常用于治疗头痛、失眠、腰腿痛、胸胁胀闷、风湿痹痛、肢体麻木、便秘等病症。

《黄帝岐伯按摩十卷》为中医学最早记载按摩的医学著作。在《素问·血气形志》中记有"形数惊恐,经络不通,病生于不仁,治之以按摩醪药"。在《素问·举痛论》中记有"寒气客于肠胃之间,膜原之下,血不得散,小络急引,故痛。按之则血气散,故按之痛止",说明"按摩"已是一种治疗手法。

二、穴位按摩常用方法

穴位按摩有揉法、摩法、按法和拿法。

1. 揉法

用手掌大鱼际肌、掌根或指腹着力于施术部位,做轻柔缓和的上下、左右或环旋摆动。根据肢体操作部分的不同分为指揉法、掌揉法等。揉法适用于人体各部位,具有宽胸理气、消积导滞、活血化瘀、温经通络、消肿止痛等作用。

2. 摩法

用手掌或指腹附着于施术部位,以腕关节连同前臂做节律性的环形抚摩,分为掌摩法和指摩法,摩法常用于胸腹、胁肋、颈项、面部等部位,具有理气和中、消食导滞、调理脾胃功能等作用。

3. 按法

以指、掌或肘部按压施术部位达到所需力量后而稍停片刻的方法。一般以指按法与掌按法应用较多。指按法适用于全身各部位,掌按法多用于腰背及腹部等,具有放松肌肉、活血止痛、理气通络、消积导滞等作用。

4. 拿法

用拇指与食、中两指或拇指与其余四指相对用力，在施术部位做节律性的提捏动作。拿法常用于颈项、肩部及四肢，具有舒筋通络、行气活血、开窍止痛、祛风散寒等作用。

三、穴位按摩操作步骤

（1）调节室温，受者排空二便。

（2）确定腧穴部位，选用适宜的推拿手法及强度。

治疗失眠症常用穴位有心俞、脾俞、膏肓、三阴交、中脘、足三里、内关、神门、印堂。

受者取仰卧位，按压内关、神门、中脘、足三里。受者取俯卧位，按揉心俞、脾俞、膏肓。

心情烦躁引起肝郁化火型失眠症，可以用手指揉擦脚掌心；体质虚弱型失眠症，可以做摩腹手法，受者取仰卧位，用手掌心环绕神阙做逆时针抚摸；平时多表现为面色潮红，感觉手心发热，多属阴虚火旺型失眠症患者，可以揉捏太溪。

具体穴位定位如下。

心俞：在人体的背部位于第 5 胸椎棘突下，旁开 1.5 寸。

脾俞：在人体背部，第 11 胸椎棘突下，左右旁开两指（1.5 寸）宽处。

三阴交：在足内踝尖（脚内侧内踝骨最高的地方）上 3 寸。

中脘：在上腹部，脐上 4 寸。

膏肓：于人体的背部，当第 4 胸椎棘突下，旁开 3 寸。

足三里：在小腿前外侧，当犊鼻下 3 寸，距胫骨前缘外开一横指（中指）。

内关：在腕横纹上 2 寸，正中就是。

神门：位于腕横纹小指侧端凹陷处。

印堂：在额部，两眉头连线中点即是。

（3）操作过程中询问受者的感受。若有不适，应及时调整手法或停止操作，以防发生意外。

（4）操作结束后协助受者着衣，安置舒适卧位。

四、穴位按摩注意事项

（1）操作前应修剪指甲，以防损伤受者皮肤。

（2）操作时用力要均匀、柔和、有力、持久，禁用暴力，以防组织受损。

（3）操作中注意观察受者病情，如出现头晕目眩、心慌气短、胸闷泛恶、出冷汗等，应立即停止按摩，并做好相应处理。

（4）各种出血性疾病，妇女月经期，孕妇腹部、腰骶部及皮肤破损、瘢痕等部位禁止按摩。

（5）操作时间一般宜在饭后 1～2h 进行。每个穴位施术 1～2min，以局部穴位透热为度。

五、穴位按摩治疗失眠相关报道

徐晓敏等将 70 例住院老年卒中后轻度失眠症患者随机分为观察组（34 例）和对照组（36 例）。观察组在午时（中午 11 点至下午 1 点）和酉时（下午 5～7 点）进行穴位按摩，对照组在常规时间，即辰时（上午 7～9 点）和未时（下午 1～3 点）进行穴位按摩。两组穴位均为少冲、复溜。用中医睡眠量表比较两组患者干预第 7 天、第 14 天的睡眠评分改善情况。结果发现，观察组患者失眠护理干预治疗效果显著优于对照组。研究结果提示时辰补法穴位按摩能有效改善住院老年卒中恢复期心肾不交型轻度失眠症患者的睡眠质量。

第二节　拔　罐　疗　法

一、拔罐疗法基础知识

拔罐法（cupping therapy）以罐为工具，利用燃烧排除罐内空气，造成负压，使之吸附于腧穴或应拔部位的体表，造成拔罐部位的皮肤充血、瘀血，起到温经通络、行气活血、祛风散寒、祛湿除痹、吸毒排脓、消肿止痛等作用，临床多用于外感风寒病证、风湿痹痛、瘀血肿痛、疮疡、毒蛇咬伤等，以达到防治疾病的目的。常用方法有拔火罐法、拔药（水）罐法及穴位负压吸引拔罐法。

清代赵学敏在《本草纲目拾遗》中曾提到："火罐：江右及闽中皆有之，系窑户烧售，小如人大指，腹大两头微狭，使促口以受火气，凡患一切风寒，皆用此罐。"同时，清代也拓展了拔罐的适应证范围。后来，牛角筒逐渐被竹罐、陶罐、玻璃罐所代替，治病范围也从早期的外科痈肿扩大到风湿痛、腰背肌肉劳损、头痛、哮喘、腹痛、外伤瘀血、一般风湿感冒及酸痛诸证。

二、拔罐疗法常用方法

（一）常用的拔罐器具

常用的拔罐器具有玻璃罐、竹罐、陶罐、抽气罐等。根据拔罐的器具不同分为火罐法、煮罐法和抽气罐法。

1. 火罐法

（1）闪火法　一手持火罐，另一手持止血钳夹取 95%酒精棉球点燃，伸入罐内中下端，绕 1～2 圈后迅速抽出，然后迅速将罐口扣在选定的拔罐部位。

（2）投火法　用酒精棉球或纸片卷成筒条状，点燃后投入罐内，立即将罐口扣在选定的拔罐部位。

（3）贴棉法　将一小块酒精棉片贴在罐壁内中段，点燃后立即将罐口扣在选定的拔罐部位。

2. 煮罐法

此法一般使用竹罐，将竹管倒置在沸水或药液中，煮沸 1～2min，用镊子夹住罐底，提出后用毛巾吸去表面水分，趁热按在皮肤上。所用药液，可根据病情决定。

3. 抽气罐法

此法一般使用抽气罐。用抽气罐置于选定部位上，抽出空气，使其产生负压而吸附于体表。

（二）拔罐方法

根据罐的种类不同采取不同的负压方法，可分为以下几种方法。

1. 留罐

留罐，又称为坐罐，即拔罐后将火罐吸拔留置于施术部位 10～15min，然后将罐起下。此法适用于临床大部分病证，是最常用的拔罐法。

2. 走罐

走罐，又称推罐，先在罐口或吸拔部位上涂一层润滑剂，将罐吸拔于皮肤上，再以手握住罐底，稍倾斜罐体，向前后推拉，或做环形旋转运动，如此反复数次，至皮肤潮红、深红或起瘀点为止。此法适用于急性热病或深部组织气血瘀滞之疼痛、外感风寒、神经痛、风湿痹痛及较大范围疼痛等。

3. 闪罐

闪罐指以闪火法或抽气法使罐吸附于皮肤后，又立即取下，如此反复操作，直至皮肤潮红发热的拔罐方法，以皮肤潮红、充血或瘀血为度。此法适用于感冒、皮肤麻木、面部病症、中风后遗症或虚弱病症。

三、拔罐疗法操作步骤

（1）洗手，备物（根据拔罐部位选择合适的火罐），关闭门窗。

（2）告知拔罐时勿随意晃动身体。

（3）定穴。常用穴位有心俞、脾俞、膏肓、三阴交、中脘、足三里、内关、神门、印堂。

1）心脾两虚型失眠主要表现为多梦易醒、心悸健忘，伴头晕目眩、肢倦神疲、饮食无味、面色少华或脘闷纳呆。拔罐方案：①选心俞、脾俞、内关、神门。留罐 10min，每日 1 次，每 5 次为 1 个疗程。②足三里、三阴交、神门，留罐 10min，每日 1 次，每 5 次为 1 个疗程。

2）肝郁气滞型失眠症主要表现为失眠症伴急躁易怒，严重者彻夜不能入睡，伴有胸闷胁痛、不思饮食、口苦而干。拔罐方案：①选择肝俞、内关、神门、太冲。神门、内关、肝俞三穴采取单纯拔罐法，留罐 10min。太冲穴点刺出血，以微微出血为度。每日 1 次，5 次为 1 个疗程。②选择肝俞、胆俞、内关、阳陵泉。

3）心肾不交主要表现为失眠伴心悸不安、口干咽燥、颧红面赤、腰膝酸软。拔罐可以选择心俞、肾俞、内关、神门，采取单纯拔罐法，留罐 10min，每日 1 次，5 次为 1 个疗程。

（4）留罐中随时观察罐口吸附情况，局部皮肤颜色（以紫红为度），以及受者对拔罐的耐受程度，如有不适及时调整或起罐。

（5）起罐时以右手持罐，左手食指或拇指按压罐口皮肤，使空气进入罐内，即可起罐。

（6）操作完毕，观察局部皮肤并进行清洁。

（7）协助受者安置舒适体位，适当开窗通风。

（8）处理用物，洗手。

四、拔罐疗法注意事项

（1）拔罐前应检查罐口边缘是否光滑，有无裂痕、缺损。根据拔罐部位选择大小适宜的罐。

（2）拔罐应选择肌肉丰厚、皮下组织丰富部位，骨骼凹凸不平及较多毛发处不宜拔罐。

（3）拔罐时根据不同部位选择大小适宜的罐，拔罐的吸附力度应视病情而定，身体强壮者力量可稍大，年老体弱及儿童力量应小，时间不宜过长；在肌肉薄弱处拔罐或吸拔力较强时，则留罐时间不宜过长。

（4）拔罐时动作要轻、稳、准、快，拔罐过程中注意观察罐口吸附情况及皮肤变化，起罐时避免强拉。

（5）拔火罐或水罐时避免烫伤受者，若烫伤或拔罐后出现小水疱，可任其自行吸收。水疱较大时，可用无菌针头刺破水疱，放出疱液，或用注射器抽去疱中液体，再以无菌敷料覆盖保护。若继发感染，可用消炎药涂敷。

（6）高热抽搐、凝血机制障碍、局部皮肤溃疡、水肿、大血管处及孕妇腹部、腰骶部不宜拔罐。

（7）使用过的罐具均应消毒后备用。

（8）酒精棉球进出罐口时，不要碰到罐口边缘，以防烫伤受者。拔罐时注意防火。

（9）起罐时，右手拇指或食指在罐口旁边轻轻按压，使空气进入罐口，顺势将罐取下。不可强行上提。

（10）多罐同时使用时，罐与罐之间不宜排列过密，以免皮肤被罐牵拉而产生疼痛，也容易造成脱罐。

（11）拔罐后局部要注意保暖，谨避风寒，局部皮肤出现与罐口大小相当的紫红色斑块属于正常现象，日后会自然消退。

（12）拔罐后适当休息，不宜触碰凉水，3h后方可洗澡。

（13）待罐印消退后可进行下一次拔罐。

五、拔罐疗法治疗失眠症相关报道

肖劲等用手法刺激与失眠症有关的足底部脏腑器官的相应反射区，先将5指放松，指掌贴在患者足底部，从足跟至足趾用指掌上下来回运动，直至整个足底发热。接着再用单食指扣拳法以补法缓慢按压足底的大脑反射区，小脑、脑干反射区，腹腔神经丛反射区。心脾两虚型加心脏反射区、脾反射区，均用补法；心肾不交型加心脏反射区、肾脏反射区，心脏反射区用泻法重按；心肝火旺型加心脏反射区、肝脏反射区，均用泻法；心胆气虚型加心脏反射区、胆反射区，均用补法。各型每个反射区按压2min。除心肝火旺型外，其余各型最后用补法按压涌泉5min。再配合背部督脉及两侧足太阳膀胱经穴位拔火罐治疗失眠症，在背部督脉神道、至阳、脊中、命门、腰俞及两侧足太阳膀胱经心俞、肝俞、脾俞、肾俞，用闪火法各拔1个罐，每次治疗10min。上述足底按摩与拔火罐均每天1次，3次为1个疗程，疗程间休息2天。结果56例患者中，痊愈37例，显效12例，有效5例，无效2例，总有效率为96.3%。结果提示，足底按摩加拔火罐可调节失眠症患者的阴阳平衡，有益脑宁神、改善睡眠的作用。

第三节 足 浴 疗 法

一、足浴疗法基础知识

中药足浴为古代养生保健的一种常用方法，足浴疗法通过水的温热作用、机械作用、化学作用及借助药物蒸汽和药液熏洗足浴的治疗作用，促进气血运行、畅通经络、散风降温，透达筋骨，理气和血，从而达到增强心脑血管功能、改善睡眠、消除疲劳、消除亚健康状态、增强人体抵抗力等一系列保健功效。

我国历史上最大的方书——《普济方》中，收载了许多熏洗疗法的方剂；李时珍编著的医药学巨著《本草纲目》载有熏蒸疗法的方剂有数百首之多，为后世对熏蒸疗法的应用和研究提供了非常宝贵的参考资料。

中药足浴治疗失眠症的途径是通过足部反射区来调节人脑及中枢神经，进而改善睡眠。利用中药足浴治疗失眠症不仅可以帮失眠症患者恢复正常睡眠，还可以消内毒、调脏腑、提高免疫力。

二、足浴疗法常用方法

根据疾病性质选择适当方药，水煎煮，或用热水溶解成溶液，然后将药液倒入足浴桶内，将双脚放入药液中进行浸泡，也可以用熏蒸仪器熏洗。

三、足浴疗法操作步骤

（1）调节室内环境，保持温度适宜，受者排空二便。足浴桶加清水至13 00mL，倒汤药，加热水，测温至38～42℃。方药可用山栀子、酸枣仁、茯苓、半夏、苦参、合欢皮等共同煮沸，用药汤泡脚；或者利用一些比较容易制备的中药，如桂枝、木瓜、桑枝、威灵仙、当归、川芎、羌活、生姜、伸筋草、透骨草、红花等共同煮沸，用药汤泡脚；再者可用远志、红花、枣仁、磁石、龙骨、桃仁等共同煮沸，用药汤泡脚。

（2）取坐位，把双足浸于足浴桶中，取舒适体位，做好保暖工作。

（3）调节温度及时间，每次30min。

（4）足浴完毕后，先观察受者皮肤情况，然后协助受者擦干双足。

（5）整理用物。

四、足浴疗法注意事项

（1）足浴前排尽大小便，病室环境宜安静舒适，室温适中，关闭门窗，不要直接吹风。

（2）足浴时要注意温度适中（最佳温度在38～42℃），足浴的时间在30min内为宜。冬天在膝盖上加盖大毛巾保暖。

（3）足浴后即擦干双脚，注意足部保暖。保持病室、床单、受者皮肤清洁。

（4）指导受者修剪指甲，防止损伤，穿清洁、柔软轻便、舒适透气的鞋。

（5）泡洗过程中，应饮用温开水300～500mL，老年人酌减，以补充体液及增加血容量以利于代谢废物的排出。有严重心、肺及肝肾疾病者饮水不宜超过150mL。

（6）中药足浴治疗时，有些药物外用可起疱，或局部皮肤发红、瘙痒。有的患者属特异体质，用药后可出现过敏反应，如果出现这些症状，应停止足浴。

（7）饭前、饭后 30min 不宜进行足浴，避免消化不良。

（8）心肺功能障碍，出血性疾病者禁用。糖尿病、心脑血管病者及妇女月经期间慎用。足部外伤、传染性疾病、皮肤病等慎用。

（9）以防烫伤，糖尿病、足部皲裂者的泡洗温度适当降低。

（10）足浴过程中若出现头晕、心慌等异常症状，应立刻停止。

五、足浴疗法治疗失眠症相关报道

李少红以 60 例颈性失眠症患者作为研究对象，按照随机数字表法将其分为治疗组和对照组，每组 30 例。对照组采用常规方法进行治疗，治疗组采用本院自制足浴中药方进行治疗。足浴中药方（红花、广木香、沉香、檀香各 10g，茯神 15g，酸枣仁、黄芪各 25g）放入 2000mL 水中浸泡 30min 后煮沸，取 1000mL 加入热水至 2000mL，置于足浴盆，足浴时液面要没过踝关节，温度以 40～45℃为宜，每次 20～30min，早晚各一次，治疗 4 周。结合 PSQI 量表，测定两组患者的临床疗效及 PSQI 各因子评分和总分。经过 4 周治疗后，治疗组的治疗总有效率达 90.00%，明显高于对照组的66.67%。治疗组的入睡时间、睡眠时间、睡眠效率评分及 PSQI 总分均明显优于对照组，提示足浴疗法对治疗肝郁化火型颈性失眠的疗效显著，值得临床推广应用。

第四节　艾灸疗法

一、艾灸疗法基础知识

灸法又称为艾灸，指以艾绒为主要材料做成艾炷或艾条，借灸火的热力和药物的作用，通过经络腧穴达到温通经络、行气活血、散寒祛湿、散瘀消肿、回阳救逆从而达到防病治病目的的一种治疗方法。

长沙马王堆三号汉墓出土的帛书《足臂十一脉灸经》《阴阳十一脉灸经》，既是已知最早关于经脉的专著，又是首次记载艾灸疗法的医学典籍。

二、艾灸疗法常用方法

1. 艾炷灸

艾炷灸是将艾炷放在腧穴上施灸的方法。燃烧一个艾炷，称为一壮，可分为直接灸和间接灸。

（1）直接灸　　是将大小适宜的艾炷，直接放在皮肤上施灸。若施灸时需将皮肤烧伤化脓，愈后留有瘢痕者，称为瘢痕灸。若不使皮肤烧伤化脓，不留瘢痕者，称为无瘢痕灸。瘢痕灸又名化脓灸，施灸时先将所灸腧穴部位，涂以少量的大蒜汁，以增加黏附和刺激作用，然后将大小适宜的艾炷置于腧穴上，用火点燃艾炷施灸。每壮艾炷必须燃尽，除去灰烬后，方可继续易炷再灸，待规定壮数灸完为止。施灸时由于火烧灼皮肤，故会产生剧痛，此时可用手在施灸腧穴周围轻轻拍打，借以缓解疼痛。正常情况下，灸后1周左右，施灸部位化脓形成灸疮，5～6周灸疮自行痊愈，结痂脱落后留下瘢痕。临床上常用于治疗哮喘、肺结核、瘰疬、慢性胃肠病等慢性疾病。

无瘢痕灸又称为非化脓灸，施灸时先在所灸腧穴部位涂少量的凡士林，以使艾炷便于黏附，然后将大小适宜的艾炷置于腧穴上点燃施灸，当灸炷燃剩2/5或1/4而受者感到微有灼痛时，即可易炷再灸。若用麦粒大的艾炷施灸，当受者感到有灼痛时，医者可用镊子柄将艾炷息灭，然后继续易位再灸，按规定壮数灸完为止。一般应灸至局部皮肤红晕而不起疱为度。因其皮肤无灼伤，故灸后不化脓，不留瘢痕。此法适用于慢性虚寒性疾病，如哮喘、风寒湿痹等。

（2）间接灸　　又称为间隔灸、隔蒜灸、隔盐灸、隔附子饼灸，是用某种物品将艾炷与施灸腧穴部位的皮肤隔开而进行施灸的方法。所隔的物品常用生姜、大蒜、盐、附子饼等。

1）隔姜灸：是用鲜姜切成直径2～3cm、厚0.2～0.3cm的薄片，中间以针刺数孔，然后将姜片置于应灸的腧穴部位或患处，再将艾炷放在姜片上点燃施灸。当艾炷燃尽，再易炷施灸。灸完所规定的壮数，以使皮肤红润而不起疱为度。此法常用于因寒而导致的呕吐、腹痛、腹泻及风寒痹痛等。

2）隔蒜灸：用鲜大蒜头，切成厚0.2～0.3cm的薄片，中间以针刺数孔，然后置于应灸腧穴或患处，然后将艾炷放在蒜片上，点燃施灸。待艾炷燃尽，易炷再灸，直至灸完规定的壮数。此法多用于治疗瘰疬、肺结核及初起的肿疡等症。

3）隔盐灸：用纯净的食盐填敷于脐部，或于盐上再置一薄姜片，上置大艾炷施灸。此法多用于治疗急性寒性腹痛或吐泻并作，中风脱证等。

4）隔附子饼灸：将附子研成粉末，用酒调和做成直径约3cm、厚约0.8cm的附子饼，中间以针刺数孔，放在应灸腧穴或患处，上面再放艾炷施灸，直到灸完所规定壮数为止。此法多用于治疗命门火衰而致的阳痿、早泄、宫寒不孕或疮疡久溃不敛等症。

2. 艾条灸

将圆柱形的艾卷，按要求卷紧，外裹以质地柔软疏松而又坚韧的桑皮纸，用胶水或糨糊封口而成。也有每条艾绒中渗入肉桂、干姜、丁香、独活、细辛、白芷、雄黄各等份的细末6g，则成为药条。常用的施灸方法有温和灸和雀啄灸。

（1）温和灸　　将艾条燃着一端，与施灸部位皮肤保持1寸左右，使患者只有温热而无灼痛，一般每穴灸5～15min，至皮肤红润为度。

（2）雀啄灸　　施灸时，将艾条点燃的一端与施灸部位的皮肤并不固定在一定距离，而是像鸟雀啄食一样，一上一下活动地施灸。另外也可均匀地上下或向左右方向移动或做反复地旋转施灸，此法温热感强烈。

3. 温针灸

温针灸是针刺与温灸同时进行的一种方法，适用于既需要留针而又适宜用艾灸的病证。操作时，将针刺入腧穴，得气后将艾条剪至 3～5cm 插在针柄上，或用艾绒捏在针柄上点燃，直到燃尽为止。热力通过针身传入穴位，可同时达到针刺及温灸治疗的目的。

三、艾灸疗法操作步骤

（1）洗手，准备用物（艾灸盒、清艾条、打火机、大毛巾、隔热垫等），关闭门窗。

（2）排空小便，根据穴位取合适体位（仰卧位），暴露施灸部位，定穴，注意保暖。主穴：百会、至阳、心俞、脾俞、胆俞。配穴：神门、三阴交、涌泉。由于思虑太过，心肾不交，血虚无以养心或有烦恶者，艾灸应以百会、三阴交为主穴，心肾不交配内关，胃不和配足三里。穴位定位如下。

1）百会：位于人体的头部，头顶正中心，可以通过两耳角直上连线中点来简易取此穴。

2）至阳：位于背部，当后正中线上，第 7 胸椎棘突下凹陷中。

3）胆俞：位于背部，当第 10 胸椎棘突下，左右两指宽（1.5 寸）处。

4）涌泉：在足底前部凹陷处第 2、3 趾趾缝纹头端与足跟连线的前 1/3 与后 2/3 交点上。

（3）将点燃的艾条放入灸盒中，燃点距离隔离网 2～2.5cm，放置在受者的穴位上，以有温热感觉为宜，时间为 20min。

（4）治疗过程中受者如有灼痛感，应及时调整艾条的距离，以防烫伤，施灸时要注意防止落灰，以防烫伤；观察局部皮肤情况，以皮肤微红为宜，如果施灸时出现头晕、眼花、恶心、面色苍白、心慌、出汗等症状，应立即停灸，开窗通风。

（5）结束后取下灸盒，观察局部皮肤并清洁，整理用物。

四、艾灸疗法注意事项

（1）凡暴露在外的部位，如颜面，不要直接灸，以防形成瘢痕，影响美观。

（2）皮薄、肌少、筋肉结聚处，妊娠期妇女的腰骶部、下腹部，男女的乳头、阴部、睾丸等不要施灸。另外，关节部位不要直接灸。此外，大血管处、心脏部位不能灸，眼球属颜面部也不能灸。

（3）极度疲劳、过饥、过饱、酒醉、大汗淋漓、情绪不稳，或妇女经期忌灸。

（4）某些传染病、高热、昏迷、抽风期间，或身体极度衰竭、形销骨立等忌灸。

（5）无自制能力的人（如精神病）受者等忌灸。

（6）要掌握施灸的程序，如果灸的穴位多且分散，应按先背部后胸腹，先头身后四肢的顺序进行。

（7）注意施灸的时间，有些病证必须注意施灸时间，失眠症患者在临睡前施灸效果最佳。不要饭前空腹时和在饭后立即施灸。

（8）要循序渐进，初次使用灸法要注意掌握好刺激量，先少量、小剂量，如用小艾炷，或灸的时间短一些，壮数少一些，以后再加大剂量。不要一开始就大剂量进行。

（9）防止晕灸。晕灸虽不多见，但是一旦晕灸则会出现头晕、眼花、恶心、面色苍白、心慌、汗出等甚至发生晕倒。出现晕灸后，要立即停灸，并躺下静卧，再加灸足三里，温和灸 10min 左右。

（10）注意施灸温度的调节。对于皮肤感觉迟钝者或小儿，用食指和中指置于施灸部位两侧，以感知施灸部位的温度，做到既不致烫伤皮肤，又能收到好的效果。

（11）施灸后，不要立即用冷水洗手或洗澡，间隔 3h 后方可进行，多喝温水，以利于排毒。

五、艾灸疗法治疗失眠症相关报道

杨声强对 42 例老年顽固性失眠症患者采用艾灸方法，分开百会部位头发，点燃清艾条于百会部位回旋施灸，距离皮肤 2～3cm，热度以温热为度，每次 20min 左右，睡前施灸，每日 1 次。3 个月后进行评价疗效。结果：显效 26 例（61.9%），有效 12 例（28.6%），无效 4 例（9.5%），总有效率为 90.5%。研究结果提示，艾灸百会对失眠症特别是老年顽固性失眠症有较好的疗效，而且操作简便，患者易于接受和坚持。

第五节　砭　石　疗　法

一、砭石疗法基础知识

砭石是由具有特殊的生物物理效应且具备作为优质砭具的石料制成的，能治病的石头。砭石疗法是一套具有以脏腑经络学说为中心的完整理论，强调整体，重视内因的治疗方法。其采用无创性的温和刺激，扶正祛邪，以调动机体本身的防御能力，战胜疾病，调和阴阳、气血、脏腑功能，使失衡的内部稳定，从而恢复身心健康。砭石疗法技术特点就是温助阳气，疏通经络，逐寒祛湿，祛瘀止痛，潜阳安神。此法最早出现于《内经》中，今合理地运用于医术上，以达到预防和治疗疾病的效果。

二、砭石疗法常用方法

1. 刮法

刮法指使用板形砭具的凸边或凹边，竖立并沿垂直砭板的方向移动，对体表进行由上向下、由内向外单方向刮拭或往返双方向刮拭，一般以循经纵向为主，特殊情况下也可横向刮拭。在不要求出痧时，以皮肤表面微微发红为度。此法可活跃体表微循环，疏通经络，促进气血的运行。

2. 推法

推法指用手将块形或球形砭具按压于体表，做直线单向移动，用力稳重，速度缓慢均匀，常用于腰背、四肢部，以提高肌肉兴奋性，促进体液流动，疏通滞结。

3. 抹法

抹法指用板形砭具的凹边，以小于90°的角度，在体表做单向或往返轻柔、缓慢抹擦。此法常用于头面、颈部桥弓、手足心、皮肤较薄距骨头较近的腕踝关节等部位，以皮肤微微发红为度。此法可开窍醒神、降压明目、疏导气机、滑利关节。

4. 摩法

摩法指使用板形砭具的侧面接触皮肤，平行于皮肤，做快速的环转移动。此法多用于关节、手足、面部等身体的曲面部位，可祛瘀散结，促进生物分子的运动，提高组织的能量代谢水平。

5. 擦法

擦法指使用板形砭具的侧面接触皮肤，平行于皮肤，做快速的直线往复移动。此法多用于肢体、躯干等身体的平直部位，可祛瘀散结，促进生物分子的运动，提高组织的能量代谢水平。

6. 揉法

揉法指使用砭具的弧面在体表摆动按揉，如用椭圆砭石的弧面对肢体和躯干部位进行大面积的移动揉压，用 T 型砭锥的指形头或砭镰的短边对足部、腕踝等细小肢体部位进行揉压。除直线运动外，还可以做旋转、前后摆动等运动，力度由轻到重，方向以纵向循经为宜，具有放松肌肉、活血祛瘀、行气导滞、消肿止痛的作用。

7. 缠法

缠法指使用锥棒形砭具的尖端或板形砭具的尖端抵住穴位或压痛点，然后做高频往复摆动。此法可用于除头面及骨骼显露处以外的各穴位及压痛点，具有舒筋理脉、行气活血、散瘀止痛的作用。

8. 揉法

揉法指使用锥棒形砭具的棒体部分压在体表，然后做往返滚动。此法多用于肩背腰臀及四肢各部肌肉丰厚的部位，具有舒筋活血、滑利关节、缓解肌肉韧带痉挛等作用。

9. 划法

划法指使用板形砭具或锥形砭具沿经脉或肌肉的缝隙方向缓慢地划动，对某些粘连的间隙，可进行反复划动。此法常用于四肢和躯干部的经脉线上，可扩大经脉的组织间隙，以达到化结通脉的目的。

10. 拨法

拨法指用板形砭具较薄的凸边或锥形砭具在肌腱或结节处沿垂直于肌肉的方向进行往返拨动。此法多适用于肌肉筋腱或结节性病变（经筋病），是针对较浅层组织的一种解结法。

11. 点法

点法指使用锥棒形砭具的锥头、板形砭具的角或尾椎，对相关穴位或病变局部施以压力，其力度由轻到重，以不刺破皮肤，能够耐受为度，尽量出现酸、麻、胀的得气感。锥度较小（钝）的锥头用于肌肉丰厚的臀部、大腿、肩头等处，锥度较大（尖）的锥头用于肌肉较薄的肢体、手足头面部。此法可起到类似针刺的调节作用，常用于禁刺部位、小儿惧针和晕针的情况。

12. 按法

按法指使用块形砭具的平面或球形砭具的弧面置于体表，用单手或双手施加一定的压力，作用一段时间。此法多用于腰背及腿部，可放松肌肉、开通闭塞、活血止痛。

13. 振法

振法指在用砭具按压体表的同时，通过操作者力量的调节，使砭具产生一定频率的振动作用于组织。此法可调和气血、祛瘀消积、愉悦精神。

14. 拿法

拿法指使用球形或板形砭具对肌肉做捏拿、提拉动作。此法主要施用于四肢肌肉，可舒筋活血、放松肌肉。

15. 拍法

拍法指使用板形砭具的侧面或块形砭具的平面有节奏地拍击身体的相应部位。砭具的平面要尽量与皮肤平行，不要用力过大，在接触皮肤后的瞬间，操作者停止用力并放松，使被拍击的组织有一个回弹。拍击频率可以因部位、体质而异。该法主要作用于肌肉丰厚之处，具有松解肌肉粘连、疏通经络的作用。

16. 叩法

叩法指用板形砭具的突起部位或球形砭具的突起部位叩击穴位，此法可对穴位产生较大的力学刺激作用，以产生"酸、麻、胀"的得气感为佳。注意叩击时不要用力过猛，以免损伤软组织，频率可以因部位、体质而异。使用砭具对相应的穴位进行叩击时，叩击力度要以受者感到类似得气的舒适感为宜，此法主要用于肌肉丰厚处的穴位，对其产生刺激作用。

17. 剁法

剁法指使用板形砭具的两个边或球形砭具的弧边击打身体部位。板形砭具凸边的力度较大，可用于肌肉丰厚及不敏感的部位，凹边的力度较小，可用于皮肤较薄、骨头凸起的周边和弧度较大的身体部位；椭圆砭石的质量较大，只能用于臀部、大腿等肌肉极厚的地方。剁法的频率可以因部位、体质而异。此法主要用于肌肉丰厚的肩头、大腿等处，可放松肌肉，活跃气血。

18. 温法

温法指使用块形砭具，先将砭块放入 60～70℃ 的热水里几分钟，然后拿出来擦干，平放于患处或经脉部分。如果感觉很热，可以先垫一个毛巾，待温度有所下降时再拿走。砭块的特点是面积较大，可以对多条经脉同时进行治疗。砭块的温度可以维持一段时间，但总趋势是不断降低的。砭块的体积较大，更适合做静止的温法，不太适合手持做带运动的熨法。此法具有温经通络、祛寒散邪的作用。

19. 清法

清法指将块形砭具放在冷水或冰箱中适当降温，然后放置于受者发热、红肿的部位，常将块形砭具中的砭砧置于额部和眼部做清法。此法有助于吸收人体内多余的热量，收缩血管，用于清镇退热及帮助红肿的部位消肿。

20. 感法

感法指将较小尺寸的佩戴类砭具放置或佩带于人体体表的不同部位，利用人体自身的热量加热砭石，使砭石发出一定的远红外能量，并进一步使体表感应增温，起到活络人体气血的作用。失眠者可在枕下放置砭石块。

三、砭石疗法操作步骤

（1）准备温度 45～60℃ 的砭石，关闭门窗。

（2）排空小便，取舒适体位（俯卧位），暴露施术部位，注意保暖及隐私。

（3）在施术部位涂抹精油，进行砭石刮痧，具体步骤：①砭石刮痧部位有头颅部、背部、上肢部、下肢部。②刮拭顺序为肝火扰心——刮后头部风池，再刮前臂神门，最后刮足背部行间至足窍阴；心脾两虚——刮前臂神门，最后刮下肢三阴交；肾阴虚——先点按四神聪，再刮后头部风池，然后刮背部肾俞，最后刮太溪。③砭石刮痧主要腧穴有百会、四神聪、印堂、神庭、攒竹、太阳、角孙、风池、鱼腰、神道、心俞、神门、三阴交。④刮痧治疗的同时应注意起居有时，劳逸适度，情志平和，并帮助患者调理。

（4）砭石试温，告知砭石温度为 60℃，询问可否耐受，不能耐受者待砭石温度略低时再次询问。两手各握两块砭石，按揉背部膀胱经各 10 次，分推两侧肩胛区、肩胛上区、肩胛间区各 10 次，使用砭石按法，按压大椎、天宗、肩井各 5s。

（5）操作完毕，观察局部皮肤情况，整理用物。

四、砭石疗法注意事项

（1）饮食要求，如①忌食水产品、羊肉、酒类、动物内脏、生冷及油腻之品和辣椒等辛辣食物；②饮食以清淡素食为主，多食富含维生素和纤维素食物。

（2）治疗后施术部位注意保暖，谨避风寒，适当运动，以不感到劳累为宜。

（3）禁忌证，如①头部、心脏不可使用叩法、振法；②孕妇腹部不能做砭石疗法；③老弱者慎用凉法；④有内伤、内出血者禁用，化脓性疾病未成脓时忌用。

（4）手法要持久、有力、和缓、均匀，以求达到"力至病所"的穿透力。

（5）注意用力当轻而不浮、重而不滞，由轻到重，轻重相间，切忌粗暴野蛮。

（6）因砭石石质较硬，故术者在操作过程中，对老弱者和皮肉较薄、骨骼显露等人体脆弱部位要慎重掌握施术力度，以免造成皮肉损伤。

（7）在治疗的过程中可以几种治疗手法并用，实行双向调节。在砭具的选择上：薄泻厚补、锐泻钝补，即用砭具薄刃、锐角治疗是泻法；用厚刃、钝角治疗是补法。在治疗的方向上：逆泻顺补、上泻下补，即逆经为泻，顺经为补。在治疗的速度上：动泻温补、快泻慢补，即快速刮、擦是泻法，慢速刮、擦是补法。在治疗的温度上：凉泻温补、先泻后补、上泻下补，即用凉法是泻，用温法是补，一般情况下先泻后补，以达到阴阳平衡，阴平阳秘。

（8）要循经而行。在经络与穴位的选择上，宁失其穴，不失其经，打通一条经络，其经络穴位上的疾病均可得到治疗。

五、砭石疗法治疗失眠症相关报道

黄沁等将 60 例亚健康失眠症状态人群随机分为 2 组各 30 例，治疗组采用砭石疗法，主要采用推法、擦法、刮法、点揉法四种手法，推刮擦督脉及足太阳膀胱经，选穴肺俞、心俞、肝俞、脾俞及肾俞留置 5～10min，点揉印堂、百会、四神聪、本神、神庭，每穴 1min，每次治疗 20～30min。对照组给予归脾丸口服，两组均连续治疗 1 个月，采用 PSQI 评定疗效。结果治疗 1 个月后，临床总有效率治疗组和对照组分别为 76.67% 和 53.33%，治疗后两组 PSQI 总分均较治疗前降低，提示砭石疗法在改善入睡时间和睡眠时间方面治疗效果优于对照组，砭石疗法对亚健康失眠症状态有确切的临床疗效，且安全、无不良反应。

第六节　穴　位　敷　贴

一、穴位敷贴基础知识

穴位贴敷法是指将药物制成一定剂型敷贴于人体穴位，通过刺激穴位，激发经气，发挥治疗作用。穴位贴敷疗法的穴位选择与针灸疗法是一致的，也是以脏腑经络学说为基础，通过辨证选取贴敷的穴位，并力求少而精。此外，还应结合以下选穴特点。

（1）局部取穴　　可以采用疾病部位或者临近病变部位的穴位。

（2）循经远取　　一般根据中医经络循行线路原理选取病变部位的穴位。

（3）经验选穴　　根据临床医生经验选取穴位，如经常选用阿是穴贴敷药物。

二、穴位敷贴常用方法

（1）根据所选穴位，采取适当体位，使药物能敷贴稳妥。贴药前，定准穴位，用温水将局部洗净，或用酒精棉球擦净，然后敷药。也有使用助渗剂者，在敷药前，先在穴位上涂以助渗剂或助渗剂与药物调和后再用。

（2）对于所敷之药，无论是糊剂、膏剂或捣烂的鲜品，均应将其很好地固定，以免移动或脱落，可直接用胶布固定，也可先将纱布或油纸覆盖其上，再用胶布固定。目前有专供贴敷穴位的特制敷料，使用、固定都非常方便。如需换药，可用消毒干棉球蘸温水或各种植物油，或液体石蜡轻轻揩去黏在皮肤上的药物，擦干后再敷药。

（3）一般情况下，刺激性小的药物，每隔1～3天换药1次，无须溶剂调和的药物，还可适当延长至5～7天换药1次；刺激性大的药物，应视受者的反应和发疱程度确定贴敷时间，数分钟至数小时不等，如需再贴敷，应待局部皮肤基本正常后再敷药。

（4）对于寒性病证，可在敷药后，在药上热敷或艾灸。

三、穴位敷贴操作步骤

（1）取合适体位，暴露敷贴部位，注意保暖。

（2）根据受者的症状、发病部位，选择合适的穴位，用拇指循经按压穴位，询问受者有无酸胀感，校准穴位指掐标记。失眠者可用黄连、酸枣仁、肉桂、川芎、独活、木瓜等中药制成膏药贴于涌泉、三阴交、内关穴位，睡前贴好，次日早晨取下，每隔一日贴1次，每周3次，连续使用8周；也可以用归脾汤加减、活血散进行穴位贴敷，穴位也可以配穴大椎、肾俞、足三里。

（3）用75%乙醇清洁局部皮肤。

（4）取药丸置于自贴式敷料上贴于穴位上，用胶布固定。

（5）观察受者局部皮肤情况，在敷贴过程中注意观察受者有无不适。

（6）操作完毕，受者取舒适体位。

四、穴位敷贴注意事项

（1）凡用溶剂调敷药物时，需随调配随敷用，以防蒸发。

（2）若用膏药贴敷，在温化膏药时，应掌握好温度，以免烫伤或脱落。

（3）对胶布过敏者，可改用曲安奈德新霉素贴膏或用绷带固定贴敷药物。

（4）对刺激性强、毒性大的药物，贴敷穴位不宜过多，贴敷面积不宜过大，贴敷时间不宜过长，以免发疱过大或发生药物中毒。

（5）对久病体弱消瘦及有严重心脏病、肝脏病等人群，使用药量不宜过大，贴敷时间不宜过久，并在贴敷期间注意病情变化和有无不良反应。

（6）对于孕妇、幼儿，应避免贴敷刺激性强、毒性大的药物。

（7）对于残留在皮肤的药膏等，不可用汽油或肥皂有刺激性物品擦洗。

（8）贴敷时间多依据选用的药物、体质情况而定，以贴敷者能忍受为度。对于老年、小儿、体质偏虚者贴敷时间可以适当缩短。贴敷期间出现皮肤过敏，难以忍受的瘙痒、疼痛感觉者应该立即停止贴敷。

（9）出现皮肤微红为正常现象，若出现皮肤瘙痒、丘疹、水疱、红晕等过敏现象应立即停止用药。

（10）穴位敷贴时间一般为6～8h，可根据病情、年龄、药物、季节调整时间，小儿酌减。

（11）敷贴部位应交替使用，不宜单个部位连续敷贴。

五、穴位敷贴治疗失眠症相关报道

夏鹏辉等将60例失眠症患者随机分为对照组和观察组。观察组30例采用穴位敷贴和耳穴压豆，中药穴位贴敷选用朱砂、龙骨、牡蛎、百合、柴胡、珍珠母、琥珀粉、酸枣仁，诸药研成细末，过筛后用姜汁或蜂蜜调成稠膏状，取6g置于2cm×2cm敷贴内圈中。选穴：取神阙，双侧涌泉；贴敷时间：每晚先用温水或温水里加食醋泡脚，然后将治疗贴贴敷于相应穴位。涌泉为每晚8点至第2天上午8点留置12h，每晚睡前贴敷神阙，每次10～12h。1周为1个疗程，连续敷贴4个疗程。耳穴埋豆选取神门、皮质下、交感、垂前、失眠，单耳贴压，双侧耳郭交替进行，每3天更换1次，

1个月为1个疗程。每次每穴按压 1～2min，每天 3～5 次，按压时尽量使用指腹，以局部感觉胀痛、发热、酸麻为度。结果显示，观察组经穴位敷贴联合耳穴压豆疗法，总有效率为 93.3%，远远大于常规治疗组。研究结果提示穴位敷贴联合耳穴压豆疗法能改善患者睡眠。

第七节 刮痧疗法

一、刮痧疗法基础知识

刮痧疗法是用边缘光滑的嫩竹板、瓷器片、小汤匙、铜钱、硬币、玻璃，或头发、苎麻等工具，蘸食油或清水在体表部位进行由上而下、由内向外反复刮动，用以治疗有关的疾病。

刮痧疗法有宣通气血、发汗解表、舒筋活络、调理脾胃等作用，而五脏之腧穴皆分布于背部，刮治后可使脏腑秽浊之气通达于外，促使周身气血流畅，逐邪外出。根据现代医学分析，本疗法首先是作用于神经系统，借助神经末梢的传导以加强人体的防御功能。其次可作用于循环系统，使血液回流加快，循环增强，淋巴液的循环加快，则新陈代谢旺盛。据研究证明，本疗法还有明显的退热镇痛作用。

刮治手法：治疗时以刮板薄面刮治，保健时以刮板厚面刮治。取刮痧板以 45°倾斜，平面朝下，刮擦面尽量拉长。

刮治方向：一般是自上而下，自内而外，单一方向，尽可能拉长距离。头部一般采用梳头发方法，由前向后；面部一般由正中向两侧，下颌向外向刮拭；颈肩背部正中、脸则由上往下，肩上由内向外，肩前、肩外、肩后由上向下；胸部正中应由上向下，肋骨则应由内向外；腹部则应由上向下，足部由内向外扩展；四肢宜向远心端方向刮拭。每次每处需刮拭 20 下左右。

二、刮痧疗法常用方法

1. 补法

补法刮拭按的压力小，刮的速度慢，能激发人体正气，使低下的功能恢复旺盛，临床多用于年老、体弱者，久病、重病或形体瘦弱的虚证患者。

2. 泻法

泻法刮拭按的力大，速度快，能祛除病邪，使亢进的功能恢复正常，临床多用于年轻、体壮者，新病、形体壮实的患者。

3. 平补平泻法

平补平泻法亦称为平刮法，它有3种刮拭手法：第一种为压力大，速度慢；第二种为压力小，速度快；第三种为压力中等，速度适中。具体用时可根据患者病情和身体情况而灵活选用。其中压力中等、速度适中的手法容易被患者接受。平补平泻法介于补法和泻法之间，常用于正常人的保健治疗。

三、刮痧疗法操作步骤

（1）先暴露受者的刮治部位，用干净毛巾蘸肥皂，将刮治部位洗擦干净。

（2）施术者右手单手握板，将刮痧板放于掌心，用拇指和食指、中指夹住刮痧板，无名指小指紧贴刮痧板边角，从三个角度固定刮痧板。刮痧时利用指力和腕力调整刮痧板角度，使刮痧板与皮肤之间约呈45°角，蘸植物油或清水后，以肘关节为轴心，前臂做有规律的移动。在确定的体表部位，轻轻向下顺刮或从内向外反复刮动，逐渐加重，刮时要沿同一方向刮，力量要均匀，采用腕力，一般刮10～20次，以出现紫红色斑点或斑块为度。

1）刮头颈部：①用双板从额头中部分别向左右两侧发际头维方向刮拭，用轻手法刮拭10～20次，用刮痧板的角点压按揉神庭、印堂、鱼腰、头维等穴位；②从太阳绕到耳上再向头侧后部乳突和风池方向刮拭，每一侧刮拭10～20次；③以百会为起点分别向四神聪方向刮拭，每一方向刮拭10～20次；④用刮痧板的角点压按揉风池、安眠等。

2）刮背部：①用直线法刮拭脊柱正中线督脉循行区域，从大椎刮至至阳10～20次；②用直线法刮拭大杼至膈俞，每侧刮20～30次，以出痧为宜；③刮拭神道、心俞。

3）刮拭四肢：①用直线法刮拭前臂内侧心经循行区域，每一侧刮拭10～20次，重点刮神门；②用直线法刮拭小腿内侧的脾经循行区域，从阴陵泉刮至三阴交，每一侧10～20次，点压按揉三阴交。

（3）刮痧时用力要均匀，由轻到重，以受者能耐受为度，单一方向，不要来回刮。一般刮至皮肤出现红紫为度，或出现粟粒状、丘疹样斑点或条索状斑块等形态变化，并伴有局部热感或轻微疼痛。对一些不易出痧或出痧较少的受者，不可强求出痧。

（4）观察受者局部皮肤情况，在刮痧过程中注意观察有无不适。

（5）失眠诸证皆取百会、风池、心俞，心脾两虚型加选脾俞、厥阴俞、神门、内关及三阴交；心肾不交型加取肾俞、命门、关元、角孙、头维等穴；肝阳上扰型加用肝俞、太冲、间使等穴。

入睡艰难，寐而易醒，醒后不寐伴急躁易怒、目红口苦等肝郁化火者取穴四神聪、行间、足窍阴、风池、神门。刮拭先点揉头顶四神聪，然后刮后头部风池，再刮前臂神门，最后刮足背部行间至足窍阴。刮拭宜用泻法。

入睡艰难，寐而易醒，醒后不寐伴心悸健忘、困乏无力、头晕目眩、饮食无味等心脾两虚者取穴脾俞、心俞、神门、三阴交。刮拭先刮背部心俞至脾俞，再刮前臂神门，最后刮下肢三阴交。刮拭宜补法。

入睡艰难，寐而易醒，醒后不寐伴心烦不安、头晕耳鸣、腰膝酸软等肾阴虚症状者，取穴四神聪、风池、太溪、肾俞。刮拭先点按四神聪，再刮后头部风池，然后刮背部肾俞，最后刮太溪。刮拭宜补法。

1）肝郁化火

取穴：四神聪、行间、足窍阴、风池、神门。

刮拭顺序：先点揉头顶四神聪，然后刮后头部风池，再刮前臂神门，最后刮足背部行间至足窍阴。

刮拭方法：泻法。

2）心脾两虚

取穴：脾俞、心俞、神门、三阴交。

刮拭顺序：先刮背部心俞至脾俞，再刮前臂神门，最后刮下肢三阴交。

刮拭方法：补法。

3）肾阴虚

取穴：四神聪、风池、太溪、肾俞。

刮拭顺序：先点按四神聪，再刮后头部风池，然后刮背部肾俞，最后刮太溪。

刮拭方法：补法。

四、刮痧疗法注意事项

（1）一般要求先刮颈项部，再刮脊椎两侧部，然后再刮胸部及四肢部位。四肢部位：从大腿开始，向下刮，每次只能沿一个方向刮，不能像搓澡一样来回地刮，静脉曲张者则需由下往上刮。

（2）如果有出血性疾病，如血小板减小症者无论头部还是其他部位都不能刮痧。如果有神经衰弱，最好选择在白天进行头部刮痧。

（3）刮痧一般 20min 左右，或以患者能耐受为度。

（4）刮痧出痧后 30min 以内忌洗凉水澡。刮痧出痧后最好饮一杯温开水（以淡糖盐水为佳），并休息 15～20min。出痧后 1～2 天，皮肤可能轻度疼痛、发痒，这些反应属正常现象。

（5）操作前应了解病情，特别注意下列疾病者不宜进行刮痧，如严重心血管疾病、肝肾功能不全、出血倾向疾病、感染性疾病、极度虚弱、皮肤疖肿包块、皮肤过敏者不宜进行刮痧术。

（6）空腹及饱食后不宜进行刮痧术。

（7）急性扭挫伤、皮肤出现肿胀破溃者不宜进行刮痧术。

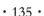

（8）刮痧不配合者，如醉酒、精神分裂症、抽搐者不宜进行刮痧术。

（9）孕妇的腹部、腰骶部不宜进行刮痧术。

（10）刮痧过程中若出现头晕、目眩、心慌、出冷汗、面色苍白、恶心欲吐甚至神昏仆倒等晕刮现象，应立即停止刮痧，让患者取平卧位休息。

五、刮痧疗法治疗失眠相关报道

杨慧琳选择 60 例肝郁化火型失眠症患者随机分为刮痧组和对照组各 30 例，刮痧组采用三步刮痧疗法，第一步放松手法。选穴百会、四神聪、安眠、风府、神门、内关。拇指指腹点揉法，平补平泻。每点揉一次 3～5s，每穴操作 3～5 次。第二步特种刮痧疗法。①四神延：刮法，平补平泻。每个部位各刮 30 次，共计 120 次。以百会为中心，向前、后、左、右四个方向刮拭。向前刮至前发际，向后刮至枕骨粗隆下，向左、右各刮至两耳尖（角孙）。②项从刮：刮法，平补平泻。每带刮 30 次，共计 390 次。以后项部督脉经风府上端至哑门为第一带，为主穴施治，辅以枕外隆突下至乳突根部，沿颅骨下肌层左右各分成 6 等份，以每一个等份为 1 个刮拭带，左右两侧计 12 个刮拭带，共计 13 个刮拭带。③佗脊刮：刮法、弹拨法，平补平泻。每带刮 20 次。自两侧第 1 颈椎到第 12 胸椎棘突下旁开 0.5 寸。操作见肩胛环。④肩胛环：纵带刮法，平补平泻。轻刮 20 次。从大椎至筋缩为第 1 纵行带，两侧佗脊刮为第 2、3 纵行带，两侧膀胱经第 1 侧线为第 4、5 纵行带。用板薄面前 1/3 或后 1/3 处，以轻柔手法刮督脉一行。用板薄面前 1/3 或后 1/3 处贴骨刮（棘突、横突边缘），左右各刮一行，用板之薄面刮足太阳膀胱经的第 1 侧线。刮的同时如找到阳性反应点结合弹拨法，用板之厚角于脊柱两侧，以腕力由上向下做来回摆动状弹拨。横带刮法，泻法。刮 30 次。横带选取第 9 胸椎下的肋间隙，沿间隙自然生理弧度横向刮拭。第三步巩固手法。选穴心俞、太冲、行间。刮法，泻法。每穴操作 30 次，至皮肤出现痧痕为度。治疗后让患者饮 200mL 的热水，对照组予艾司唑仑口服，7～10 天后观察效果，结果显示对照组治疗总有效率为 80%，刮痧组总有效率为 96.7%，提示三步刮痧法治疗肝郁化火型失眠有效，且无不良反应，值得临床推广。

第八节　耳穴埋豆疗法

一、耳穴埋豆基础知识

耳穴埋豆法，又称为耳郭穴区压迫疗法，是用胶布将药豆准确地粘贴于耳穴处，给予适度的揉、按、捏、压，使其产生酸、麻、胀、痛等刺激感应，以达到治疗目的的一种外治疗法。最早关于耳穴的记载见于长沙马王堆汉墓医籍简帛《足臂十一脉灸经》和《阴阳十一脉灸经》，其中载有与上肢、眼、颊、咽喉相联系的"耳脉"。《黄帝内经》包括《素问》和《灵枢》两部分，其中关于耳的记述前者有59条，后者有36条。《内经》不仅首次提出耳穴诊治疾病的原理，而且还有耳穴的描述和应用耳郭治病的记载。先秦时期、晋唐宋时期、元明清时期乃至现代耳穴诊治疾病均有不同的发展。

治疗失眠症常用穴位可选择耳穴神门、皮质下、枕、垂前、失眠（主穴）；心、肝、脾、肾、胆、胃（配穴）。

二、耳穴埋豆常用方法

1. 对压法

对压法指用食指和拇指的指腹置于受者耳郭的正面和背面，相对按压，至出现热、麻、胀、痛等感觉，食指和拇指可边压边左右移动，或做圆形移动，一旦找到敏感点，则持续对压20～30s。此法对内脏痉挛性疼痛、躯体疼痛有较好的镇痛作用。

2. 直压法

直压法指用指尖垂直按压耳穴，至受者产生胀痛感，持续按压20～30s，间隔少许，重复按压，每次按压3～5min。

3. 点压法

点压法指用指尖一压一松地按压耳穴，每次间隔0.5s。本法以受者感到胀而略沉重刺痛为宜，用力不宜过重。一般每次每穴可按压27下，具体操作可视病情而定。

三、耳穴埋豆操作步骤

（1）用耳穴探测棒在耳部所选穴位区按压，找到穴位的敏感点（受者感觉最痛点），做好定位。失眠者可取神门、皮质下、交感、肝、胆、脾、胃、心、肾等耳穴穴位。

（2）用50%酒精棉球自上而下、由内到外、从前到后消毒耳部皮肤，待干。

（3）选用质硬而光滑的王不留行或莱菔等丸状物黏附在0.7cm×0.7cm大小的胶布中央，用止血钳或镊子夹住贴敷于选好的耳穴部位上，并给予适当按压（揉），使受者有热、麻、胀、痛的感觉，即"得气"。用指揉法轻轻按压每个穴位约1min，双耳交替按压，每日按压3次，每次约10min，以受者感觉酸、胀、疼痛能耐受为度。

（4）耳穴埋豆操作结束后协助受者取舒适的平卧位或半卧位，嘱其放松，保持安静。

四、耳穴埋豆注意事项

（1）贴压耳穴应注意防水，以免脱落。

（2）夏天易出汗，贴压耳穴不宜过多，时间不宜过长，以防胶布潮湿或皮肤感染。

（3）观察受者耳部皮肤情况，留置期间应防止胶布脱落或污染；对普通胶布过敏者改用脱敏胶布。

（4）耳郭局部有炎症、冻疮或表面皮肤有溃破者、有习惯性流产史的孕妇不宜施行。

（5）耳穴贴压每次选择一侧耳穴，双侧耳穴轮流使用。夏季易出汗，留置时间为1～3天，冬季留置3～7天。

五、耳穴埋豆治疗失眠症相关报道

陆祎等将有失眠症的60例肺癌患者随机分为观察组和对照组，每组各30例，对照组按照肺癌放疗常规护理，观察组在接受肺癌放疗常规护理的基础上增加耳穴埋豆方法（选穴：心位于耳甲腔中央；神门位于耳三角窝内，对耳轮上下脚分叉处稍上方；枕位于对耳屏外侧面的后上方；垂前位于耳垂的4分区；皮质下位于耳屏内侧面），时间为1个放疗周期（约为30天）。两组患者于放疗第1天和放疗1个月后记录阿森斯睡眠量表得分，并统计放疗完成情况、助眠药物的使用情况和患者不适主诉情况。结果显示观察组患者阿森斯睡眠量表平均得分为（5.93±3.44）分，对照组患者阿森斯睡眠量表平均得分为（6.10±3.50）分，观察组中有3例患者使用助眠药物，对照组中有10例患者使用助眠药物，两组患者助眠药物使用情况比较差异具有统计学意义，两组患者在疲乏、嗜睡、头痛不适主诉方面比较差异具有统计学意义。研究结果提示，耳穴埋豆虽未能完全改善肺癌患者放疗期间的失眠状况，但能减少助眠药物的使用情况，避免了患者出现疲乏、嗜睡、头痛等不适反应，有利于患者顺利进行放疗。

-- 参 考 文 献 --

曹仁发. 2006. 中医推拿学. 2版. 北京：人民卫生出版社.

柴瑞震. 2014. 失眠中医食养方. 南昌：江西科学技术出版社.

郭长青，杨淑娟. 2012. 图解穴位贴敷疗法. 北京：中国医药科技出版社.

国家中医药管理局. 2015. 护理人员中医护理手册. 北京：中国中医药出版社.

刘革新. 2007. 中医护理学. 第2版. 北京：人民卫生出版社.

徐建. 2009. 让你一觉睡到天亮. 上海：复旦大学出版社.

黄沁，罗仁. 2015. 砭石疗法治疗亚健康失眠临床观察. 新中医，47（7）：243-245.

李少红. 2015. 足浴治疗肝郁化火型颈性失眠的疗效观察及辨证施护体会. 中外医学研究，13（14）：153-155.

陆祎，侯黎莉，曹燕华，等. 2017. 耳穴埋豆在肺癌患者放疗失眠中的应用. 上海护理，17（1）：41-44.

夏鹏辉，杨玉佩，陈偶英. 2015. 穴位敷贴联合耳穴压豆对老年性失眠的护理疗效观察. 湖南中医药大学学报，35（7）：60-62.

肖劲，欧羡虹. 2002. 足底按摩加拔火罐治疗失眠 56 例疗效观察. 新中医，34（8）：45.

徐晓敏，熊燕，王磊. 2015. 时辰穴位按摩辅治老年卒中后轻度失眠患者的效果. 护理学杂志，30（13）：51-53.

杨慧琳. 2013. 三步刮痧疗法治疗肝郁化火型失眠 30 例. 四川中医，31（9）：139，140.

杨声强. 2015. 艾灸百会穴治疗老年顽固性失眠 42 例. 光明中医，30（6）：1276，1277.

治
疗
篇

预防篇

第十四章　失眠症起居养生防治

中医学认为人与自然界是统一的整体，自然界的一切生物受四时气候变化的影响，人必须顺应自然四时而生活起居，春夏养生养长，秋冬养收养藏，否则会导致五脏功能障碍，发生疾病。就昼夜而言，《素问·生气通天论》《素问·金匮真言论》中均论述了自然界阴阳之气在一昼夜中的消长规律，人亦如此。《灵枢·口问》云："卫气昼日行于阳，夜半则行于阴。阴者主夜，夜者卧……阳气尽，阴气盛，则目瞑；阴气尽而阳气盛，则寤矣。"人体的气机升降节律是与阴阳消长节律相伴，随着阳长而上升，随着阴盛而下降，这种节律对于诊治疾病、择时服药、因势利导有着重要意义。

第一节　四季睡眠保健

一、春季

按照《内经》的养生理论，春季应"夜卧早起"，即晚睡早起。过了冬季，白天逐渐延长，夜晚逐渐缩短，我们也应该顺应这种自然界昼夜变化的规律，适度减少夜间睡眠，增加白天的活动时间。中医认为，人体阳气的生发和闭藏，是与睡眠密切相关的。当我们清醒时，阳气行于表、行于外；当我们入睡时，阳气行于内、行于脏。因此，要想使人体的阳气像自然界的阳气一样能够升发，就要减少夜间的睡眠时间，睡眠过多，极易使人体的阳气郁滞于体内，不利于"养阳"。需要说明的是，虽然春季要"晚睡早起"，但早起也不要早于鸡鸣的时段，即不要在早上5点前起床；晚睡不要晚于半夜子时，即不要在晚上11点后再睡，否则，也会对人体健康不利。

二、夏季

夏季应"夜卧早起"，即晚睡早起为大原则，但早起也不要早于鸡鸣的时段，即不要在早上5点前起床；晚睡不要晚于半夜子时，即不要在晚上11点后再睡。夏季炎热，有时会影响到晚上的睡眠质量。对很多晚上睡不好的人来说，适时的午睡可以作为一种补偿。但午睡时间最好在 1h 左右，不要过长。盛夏炎热，长夏潮湿，易生细菌，保持床铺整洁清新，不但可使人有个良好的睡眠环境，而且还可以有份好的睡眠心情。夏天睡觉，宜选用天然草本植物精细编织而成的草席或以中国特有的瓷竹、毛竹为原料制成的竹席，配以用竹子等材料制作的凉枕，提高睡眠的舒适感，并且在腹部盖上毛巾被，以免腹部受寒。

三、秋季

秋季的睡眠规律——早睡早起。秋天，大自然阴气始盛，阳气始衰，万物气机处于内收内敛尚未潜藏的阶段，顺应自然界的这种变化规律，人们此时应早睡早起。早睡有助于养蓄阴精，收敛神气，早起则利于肺气舒展，又防收敛太过，从而达到一年四季中阴阳最为平衡的"黄金状态"。

四、冬季

冬季作息时间应"早卧晚起"，起床的时间最好在太阳出来之后。因为早睡可以保养人体阳气，保持温热的身体，而迟起可养人体阴气。待日出再起床，就能躲避严寒，求其温暖。睡觉时不要贪暖而蒙头睡。被窝里的空气不流通，氧气会越来越少，时间一长，空气变得混浊不堪，人在这样的环境中睡觉，就会感到胸闷、恶心或从睡梦中惊醒、出虚汗，第 2 天会感到疲劳。

第二节　睡眠环境、时间和方位

一、良好的睡眠环境

环境因素与人们睡眠的质量息息相关，尽量使我们所处的环境安静优美，空气清新，光照适宜，有合适的温度和湿度，对睡眠质量的提高大有裨益；尽量让自己在不会发生瞬间改变的环境中入睡。强光影响睡眠是因为人在睡眠时，光亮会造成眼皮刺激视神经，而且抑制松果体分泌褪黑素，故睡眠时卧室光线宜暗不宜亮。有时虽然环境很安静，但因亮度关系而睡不着，故为获得良好睡眠，卧室的窗帘最好装厚一点、遮光一点的，也可在窗帘内衬一层黑色的布料。

居室空气的好坏，对睡眠质量影响也比较大。完全密闭的卧室由于空气不流畅，二氧化碳浓度过高，往往影响大脑功能，白天使人困乏，夜晚污浊的空气可使睡眠质量大为下降，即使深熟的睡眠也不会感到解乏。因此，我们要注意居室内的通风，最好每天打开窗户让空气流通一下，也可以在入睡前半小时把窗户打开以充分换气，即使阴雨天也可把窗户开一条小缝，使空气循环。

睡眠也需要适宜的温度和湿度。一般卧室的温度以保持 18～20℃ 为宜，温度高于 28℃ 就会影响到大脑活动。温度太高使人感到烦躁不安，有时还会出汗；温度太低则使人蜷缩一团，不利于入睡。空气中湿度太大或过于干燥，也会使人感到不适，不利于正常的睡眠。湿度以 40%～60% 为宜，如果过于干燥，尤其见于北方冬天用暖气的居室，可在地上放一盆水，或可用加湿器来调节。

噪声对睡眠的影响也是显而易见的，尽可能选择安静环境入睡。"静"和"暗"是睡眠的两大要素。失眠的患者对环境尤要注意，努力营造一个舒适的环境，对睡眠的改善非常重要。避免噪声有多种方法，在装修卧室时用隔音的天花板，在地板上铺设地毯也是吸收声音的良策，用较厚重的窗帘可以挡住外来的噪声，个人防护以戴耳塞较为方便。

二、最佳睡眠时间

晚上 11 点至早上 6 点是黄金睡眠时间，为了保证优质睡眠，最好在晚上 11 点前上床睡觉。夜里 11 点到次日凌晨 1 点是子时，这个时候是胆经当令。"当令"即当班的意思。子时是一天中最黑暗的时候，阳气开始生发。《内经》里有一句话为"凡十一藏皆取于胆"，周身气血的循行取决于胆的生发，胆气生发起来，全身气血才能随之而起。

子时是阴阳交汇之时，也是万籁俱静之时，是睡觉的最好时间。道家有云："一气分阴阳。"而阴阳相合则又变生为元气。如果这个时候还在用思不宁，劳作不息，就会干扰阴阳交合，使元气生发受到干扰。

三、每天定时起床

失眠症患者虽掌握不了入睡的时间，但比较容易控制起床时间，不易控制的话可以借助闹钟。专家们说，如果每天早晨在同一时间起床，即使周末、节假日也不例外，这也许是建立良好睡眠习惯的最重要步骤。因为同一时间把自己暴露在亮光中，实际上是给了大脑一个刺激，就像定好一个闹钟。专家说此闹钟一旦定好并发生作用，那么晚上到一定时间它会导致大脑昏昏欲睡。这就为夜间的睡眠提供了良好的基础。

因此，每天在同一时间起床，即使晚上没有睡好第二天也要按时起床，切勿赖在床上"补觉"，因为这会破坏觉醒-睡眠节律，不利于第二天的睡眠。起床以后也不要在昏暗的卧室中待着，出去锻炼身体或在阳光明媚的窗前吃一顿丰盛的早餐，开始新的一天。坚持良好的睡眠作息制度，定时起床，定时休息，那么身体内的生理性物质到时候就会自动调节，使人轻松入睡。

四、最佳睡眠方位

中国古代对于睡卧的方位也是非常有讲究的。唐代著名医家孙思邈在《备急千金要方》中曾说："凡人卧，春夏向东，秋冬向西。"就是说，睡眠的方位，春夏二季，头向东，脚朝西为宜；秋冬二季，头向西，脚朝东为宜。这是因为春夏属阳，秋冬属阴；从方位上讲，东方属阳，西方属阴。春夏之季阳气升发旺盛，秋冬之季阳气敛藏而阴气渐盛，故春夏之季头向东卧以顺应阳气，秋冬之季头向西卧以顺应阴气，符合中医学"春夏养阳，秋冬养阴"的养生原则。

五、最佳睡眠姿势

中国有句俗语"卧如弓"，即指金牌睡姿——半侧卧，《备急千金要方》说："屈膝侧卧，益人气力，胜正仰卧。"是主张以侧卧为宜。但其侧卧之说，是指半侧卧，因为脊柱形成弓状，四肢容易放到舒适位置，保证了周身部位的放松、气血的顺畅、脏腑的通达，而且胸部受压最小，不会影响内脏功能。

所以我们平时在睡眠时最好养成侧睡的习惯，而不要仰睡或俯睡。一般人以右侧卧位为好。特殊人群的睡眠姿势：胃食管反流患者及颈椎或腰部疼痛、双侧肺结核者适合仰卧位；孕妇及打鼾患者适合侧卧位；心脑血管疾病、呼吸系统疾病患者适合右侧卧位。

六、合适的寝具

日本最新治疗失眠症的方法中，有一种方法称为寝具疗法，可见选择适当的寝具在失眠症患者的生活保健中亦有重要意义。

床铺的选择与个人习惯有关，床位宜软硬适度，最好选择棕榈床，既柔和又有一定弹性，最有利于睡眠。被褥宜薄厚适中，以温暖的棉质品为佳。

睡觉离不开枕头，适宜的枕头有利于全身放松，能够保护颈部和大脑，可促进和改善睡眠。枕位宜高低适合：一般以低于肩膀到同侧颈部的距离为宜，躺平后枕头有一个拳头的高度，最好保证在8～10cm。虽有"高枕无忧"的说法，但千万不要引申为枕头越高越好。枕头宜高低适合：枕头以稍长为宜，枕头的长度应够头部在睡眠时翻一个身的位置，枕头不宜过宽，以15～20cm为宜，过宽易使头颈部关节、肌肉紧张。枕头宜软硬适中，以稍有弹性为好，最适于安眠的枕头是荞麦枕头，而不是现在流行的羽毛、海绵枕头。如果经常睡不好，可以在枕芯中塞一些野菊花，清香扑鼻有利于入眠，或装入决明子、灯心草、黑豆等制成药枕，防治失眠。

睡衣选宽大舒适的，尤其是衣领部要宽松，否则容易妨碍呼吸；睡衣的基本功能是护住肩颈，这些都是比较容易受寒的部位，尤其是有肩周炎、颈椎病、脾胃虚寒的人更应注意；材质以棉质、丝质为佳，不宜过厚。

第三节　睡前注意事项

（1）腹部要保暖　睡觉时腹部保暖也很重要，人进入安静的状态，气血运行缓慢，寒邪易于入侵。因此睡眠时一定要使腹部温暖，尤其是夏天，老年人更应注意。

（2）上床要马上关灯　这样不容易受外界光线的影响，有助于快速入睡，卧室适合用浅蓝、米色、白色等冷色调的光。喜欢开灯睡的人，建议把灯光调至昏暗，有助于神经系统进入抑制状态。

（3）睡前不要大声说话　躺下准备睡觉的时候应闭口不言，元气就不会往外泄，邪气也不会侵入体内，这样才能睡个好觉。

（4）睡前别玩手机　很多人会利用晚上的时间躺在床上玩手机游戏、看新闻、聊微信，或者和朋友煲个电话粥，这不仅不能使人放松，反而会使人更加疲惫。

（5）睡前别看刺激的影视节目　晚上 9 点后最好避免过于兴奋，不要看情节紧张、激烈的影视剧、枪战片，也不要进行卡拉 OK、打麻将等让大脑皮质比较活跃的活动，否则大脑的兴奋性不能及时下降，会导致入睡困难，或者夜里反复做梦，第二天起床后会感觉昏昏沉沉，没有精神。

（6）睡意明显时再上床　如果你躺下 20min 仍然没有睡着，还精神抖擞，思维活跃，那绝对不要强迫自己入眠。摒除想睡的想法，起床看一些枯燥无味、难以理解的文字或哲学书，听一些慢节奏的音乐，等到昏昏欲睡时，才可以上床。注意不要阅读报刊或有意思的小说，否则会使人情绪激动而更加难以入眠。

对于难以入眠的患者来说，待有睡意时再上床是正确的睡眠习惯。不要为了补充睡眠时间就很早上床，在床上辗转反侧，这样不仅无助于睡眠，反而易形成对睡眠的恐惧感。

（7）睡前洗个热水澡　作为提高睡眠质量的良方，是放松自己的方法之一。洗热水澡有盆浴和淋浴两种方法。如果家里有浴缸，在入睡前可以在浴缸中泡 0.5h 左右，老年人时间要相对短一些，水温在 38～40℃，不宜太热。如果买些松香放在布袋里泡在水中，效果会更好些。淋浴也能达到类似效果，但不如盆浴效果好。

根据物理治疗专家的意见，人泡在热水中，可以使身体周围血管扩张，全身大部分血液便会流入这些扩张的血管中，使内脏器官中的血液相对减少些。由于脑部血流的相对减少，大脑会感到疲倦，表现为呵欠连连、困倦，因而有利于睡眠。

---------- 参 考 文 献 ----------

郭霭春. 1992. 黄帝内经素问校注. 北京：人民卫生出版社：20-26.
张志聪. 2006. 黄帝内经灵枢集注. 北京：学苑出版社：259.
姜莉，赵仓焕. 2008. 弗洛伊德《梦的解析》与《内经》梦学说之比较. 江苏中医药，40（3）：13-15.

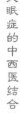

失眠症的中西医结合治疗

第十五章　失眠症饮食防治

《内经》指出"五谷为养，五果为助，五畜为益，五菜为充，气味合而服之，以补精益气"。《备急千金要方》中也指出"为医者，当晓病源，如有所犯，以食治之，食疗不愈，然后命药"，故日常生活中，失眠症患者可通过饮食上的调理或药膳来治疗失眠，方法简单安全，还会有意想不到的效果。

第一节　改善失眠的食物

（1）香蕉　　大家都知道，香蕉又被称作"快乐蕉"，它是我们生活中最为普遍的水果之一。由于香蕉本身易被人体消化，因此无论老少，都可以安心地食用，并可补充营养。除此之外，香蕉还是包着果皮的"安眠药"，它除了含有丰富的复合胺和 N-乙酰基-5-甲氧基色胺之外，还富有能使肌肉放松的镁，可以舒缓肌肉疲劳，若把橘橙一类的水果放在枕边，其清新香甜的气味也能促进睡眠。

（2）温奶　　睡前喝杯温奶有助于睡眠的说法早已众人皆知，这是因为牛奶中含有两种催眠物质。一种是色氨酸，它能促进大脑神经细胞分泌出使人昏昏欲睡的神经递质——5-羟色胺；另一种是对生理功能具有调节作用的肽类，其中的"类鸦片肽"可以和中枢神经结合，发挥类似鸦片的麻醉、镇痛作用，让人感到全身舒适，有利于解除疲劳并使人入睡。

（3）食醋　　长途旅行后，如果劳累过度，夜难安睡，可用一汤匙食醋兑入温开水中慢服。这是因为醋中含有多种氨基酸和有机酸，有非常显著地消除疲劳的功效，还可以加速人体的血液循环，提高血红蛋白携带氧的能力，改善身体各部位因为疲劳而导致的缺氧状态，增强各系统的新陈代谢，有利于身体中二氧化碳和废气的排出，从而使人体放松。饮后静心闭目，不久便会进入梦乡。

（4）全麦面包　　对于一些注重健康饮食的人来说早已不陌生了，它是非常理想的减肥食品，可以给人体提供丰富的粗纤维和碳水化合物。一片全麦吐司，搭配茶和蜂蜜，能够帮助人体释放一种胰岛素，这种胰岛素能够使色氨酸到达人脑并转化为复合胺。

（5）燕麦　　其中含有丰富的可溶性纤维和蛋白质，能给人以饱腹感，如果睡前感到饥饿，吃燕麦可以帮助按捺食欲，除此之外，燕麦还是很有价值的睡前佳品，它

含有富足的 N-乙酰基-5-甲氧基色胺，这种物质具有安抚和恢复神经的特性，能帮助你睡个好觉。煮一小碗燕麦，加少许蜂蜜混合其中再合适不过了，既是一顿美味的夜宵，又是安神助眠的佳品。

（6）莴笋　是一种口感爽脆、味道清新的蔬菜，不管是凉拌还是清炒都可以做成一道美食。除此之外，莴笋中还有一种乳白色浆液，这种白色的浆液具有神奇的安神镇静作用，非常适宜神经衰弱和失眠者服用。将莴笋带皮切成片煮熟，熬成汤饮用，特别是在睡前服用，具有很好的助眠功效。

（7）莲子　口感清香可口，具有补心益脾、养血安神等功效，其中的莲子心还具有降火的奇效。近年来，生物学家经过反复试验证实，莲子中含有的莲子碱、芳香苷等成分均有镇静作用，食用后可以促进胰腺分泌胰岛素，进而可增加 5-羟色胺的供给量，而 5-羟色胺是决定人睡眠质量的重要成分，故能使人入睡。所以，每晚睡前服用糖水煮莲子会有良好的助眠作用。

（8）大枣　口感甜美，具有补血的功效。除此之外，大枣中所包含的物质还有糖类、蛋白质、维生素 C、有机酸、黏液质、钙、磷、铁等，具有补脾、安神的功效。如果感到失眠或者神经紧张，尝试每天晚上用大枣 30～60g，加水适量煮食，或与百合煮粥食用，相信都能帮助你进入睡眠。

（9）小米　含有多种维生素、氨基酸、脂肪和碳水化合物，营养价值较高，每 100g 小米含蛋白质 9.7g、脂肪 3.5g，都不低于稻、麦。小米除含有丰富的营养成分外，还含有一种称为色氨酸的物质，这种物质通过人体的分解吸收之后能够放松神经，且小米中的色氨酸的含量为谷类之首。中医认为，长期食用小米具有健脾、和胃、安眠等功效。

（10）糖水　若因烦躁发怒而难以入睡，可饮一杯糖水。因为糖水在体内可转化为大量血清素，此物质进入大脑，可使大脑皮质抑制而易入睡。但糖尿病患者不推荐。

（11）鲜藕　藕中含有大量的碳水化合物及丰富的钙、磷、铁等和多种维生素，具有清热、养血、除烦等功效，可治血虚失眠。食法：取鲜藕以小火煨烂，切片后加适量蜂蜜，可随意食用，有安神入睡之功效。

（12）核桃　在临床上，核桃被证明可以改善睡眠质量，因此常用来治疗神经衰弱、失眠、健忘、多梦等症状。

（13）龙眼　其味甘、性温，具有补心益脑、养血安神之功效。临睡前饮用龙眼茶或取龙眼加白糖煎汤饮服均可，可改善睡眠。

（14）洋葱　是调味菜，其实它也是功效极强的"安神菜"。它不仅含有刺激泪腺的大蒜素，更能提升人体吸收维生素 B_1 的能力，促进新陈代谢，消除疲劳，改善注意力涣散状况，对安神助眠帮助较大。

日本营养专家介绍，木耳、香菇、芹菜也可助眠，不妨一试。

第二节 晚餐与饮食禁忌

一、合理安排晚餐

晚上是我们身体的休养时间，所以睡前的饮食要十分注意。中医学认为"胃不和则卧不安""饮食过度，食不消化，郁而化火，热扰心神"，肠胃舒服、和顺，才能保证优质睡眠。

晚餐不要吃得太饱，如果晚饭吃得太多，在过饱状态下睡着，那么会造成胃肠负荷过重，本该休息的胃肠道不得不"加班加点"才能把多余的营养物质消化掉，万一消化不完全，就会产生过量的气体和食物残渣，产生腹胀和便意，结果影响睡眠质量。晚餐七八成饱即可，也不要过烫，宜清淡，小米粥是不错的选择。少吃土豆、豆类、大白菜等易产生气体的食物，也不要吃辣椒、大蒜等辛辣食物，以免造成肠胃不适，影响睡眠质量。

晚餐不宜太晚，一般晚饭应在睡前 4h 左右，这样食物可以消化吸收，不至于影响到睡眠。睡前 2h 最好不要再吃东西，以免导致胃酸分泌增加，给肠胃带来更多负担。如果临睡前感觉特别饿，可以稍微吃一点清淡的饮食，如吃一片全麦面包。

相反，饥饿时不易睡着，即使勉强睡着了，也常常因饥肠辘辘而醒来。饥饿的时候睡不着是因为胃排空后会形成所谓的"饥饿状态"，而饥饿所产生的不适感会上传至大脑，另外，饥饿时血糖降低，血糖降低的信号也会传至脑部，从而引起睡眠困难。目前，一些人过分追求苗条，为此过度节食，每餐进食很少，甚至不进食，这样体重虽然减了，却出现了睡眠困难甚至失眠，结果严重影响身体健康和正常的工作学习，得不偿失。因此晚饭宜少吃但不能不吃。

二、睡前忌喝刺激性饮品

茶和咖啡都属于中枢神经系统的兴奋剂，含有咖啡因，能刺激神经系统，同时还有一定利尿作用，导致半夜频繁上厕所，是失眠的常见原因，所以晚饭后最好不要喝浓茶或咖啡。

睡前饮酒曾经被很多人认为可以促进睡眠，所以有些患者试图借助酒精帮助入睡，故在上床入睡前饮酒。起初，的确能达到改善睡眠的目的，但随着时间的推移，酒精对睡眠的诱导作用逐渐减弱，此时，便可产生不易察觉的戒断症状，如睡眠中突然醒来、出汗、头痛和口干等，进而可继发与酒精相关的睡眠维持障碍。如果突然停止饮酒，还可出现严重失眠、夜间频繁觉醒。

另外，临睡前最好不要大量饮水，尤其是容易起夜的人，否则半夜起来上厕所会干扰睡眠。如果口渴，可以少量饮水。很多人有晚上喝牛奶的习惯，为了避免起夜，可以提前喝，或者只喝半杯。

三、戒烟可以改善失眠

有人对吸烟与不吸烟者做了一个研究，发现吸烟者晚上从上床到入睡的时间比不吸烟者延长 18.8min，而在戒烟 5 天后，夜间醒着的时间平均缩短 45.6min。由此看来，吸烟确能导致失眠。吸烟会影响睡眠是因为各种烟草都含有尼古丁。研究发现，高浓度尼古丁的作用类似于咖啡因，具有兴奋作用，可增加肾上腺素的释放，刺激中枢神经系统，起到唤醒的作用，增强警觉度，使人难以入睡，且夜间易醒。吸烟严重者，在午夜可因出现戒断症状而醒来。

第三节　常见改善失眠症的膳食搭配

失眠症饮食原则为"素菜餐餐有，鱼肉酌量有，海味偶尔有"。传统药膳的制作多采用烹调方法，主要有炖、蒸、煮、烧、粥等。在具体的操作上，选择药食同源的原料，辨证施膳，临床上可分为以下六类。失眠复杂多变且个体差异比较大，应根据具体病因和症状因人而异，需要在专科医师指导下辨证施膳。

一、心火炽盛型失眠症膳食搭配

症状：心烦不寐，焦虑不安，口干舌燥，口舌易生疮，舌尖红，小便短赤。
饮食宜清心安神。
1. 灵芝莲心汤
原料：莲子心 30g，灵芝 15g，冰糖 9g。
制作方法：莲子心及灵芝用两碗水煎成一碗，再将冰糖溶化温服。
服法：早晚各 1 次，每天服用，10 天为 1 个疗程。
2. 银耳羹
原料：银耳 10g，红枣 10 枚，莲子 6g，枸杞子、冰糖适量。
制作方法：①银耳泡开、洗净，浸泡 2h 以上。②红枣刷洗干净，泡水备用。莲子和枸杞子冲洗干净，后两者都不用浸泡。③银耳放入高压锅中，上汽后 30min，关火自然排气。④加入红枣，盖上盖子，上汽后 10min，关火，自然排气后打开放入莲子，再次上汽后 10min，关火，自然排气。⑤打开后放入冰糖、枸杞子，不用盖盖子，小火煮至冰糖溶化，关火即可。

服法：早晚各 1 次，每天服用，10 天为 1 个疗程。

3. 银耳莲子汤

原料：银耳 200g，莲子 30g，枣子、枸杞子、冰糖适量。

制作方法：①银耳用清水泡开，将底部泛黄的硬结剔出，然后撕碎备用。一般就用三四朵即可。②莲子需要中间无芯的，不苦，放多少随自己喜好。③汤锅放清水，水要一次放够，要留出蒸发的余地，煮的过程中不可加水。④将银耳、冰糖（150g 左右）、枣子、枸杞子放入冷水中，开火，加热，煮沸，一定要不断搅锅，防止银耳胶质黏锅，煮开后，关小火熬煮，也要不断搅锅。⑤莲子易熟稍后放入。⑥开锅后继续熬煮，直到银耳胶化，汤黏稠即可。

服法：早晚各 1 次，每天服用，10 天为 1 个疗程。

二、肝郁化火型失眠症膳食搭配

症状：暴躁易怒不寝，坐立不安，口苦，头晕头胀，便秘，尿赤黄，多梦。
饮食宜清肝安神。

1. 冬瓜泻肝汤

原料：冬瓜 100g，桑叶 15g，麦冬、茯苓各 9g。

制作方法：将桑叶、麦冬、茯苓用纱布包好与冬瓜放锅内煮熟再加调味料。

服法：一天食完，早晚各 1 次。每周 2～3 次，10 次为 1 个疗程。

2. 玫瑰花茶

原料：玫瑰花适量。

制作方法：①玫瑰花用清水稍微冲洗一下，放入杯中。②用开水冲泡，加盖闷 10min 左右即可，即可饮用。

功效：玫瑰花含有芳香的醇、醛、脂肪酸、酚及含香精的油和酯，能理气解郁、舒气活血。

服法：早晚各 1 次，每天服用，10 天为 1 个疗程。

3. 西芹炒南瓜

原料：南瓜 200g，西芹 60g，蒜末、姜丝各少许；盐 2g，鸡粉 3g，水淀粉适量。

制作方法：①西芹洗净去皮，切小块，入沸水中煮至断生，捞出沥干备用。②南瓜洗净，去籽切片，入沸水中煮至五成熟，捞出沥干备用。③锅内放油烧热，放蒜末、姜丝爆香，倒入南瓜和西芹翻炒，加盐、鸡粉炒匀，用水淀粉勾芡即可。

功效：西芹含芳香油及多种维生素、多种游离氨基酸等，能降压健脑、镇静抗惊厥、滋阴清热、养心安神。

服法：一天食完，早晚各 1 次。

4. 茯苓包子

原料：小麦面粉 1000g；肥瘦猪肉 500g，茯苓 30g；姜 10g，胡椒 3g，香油 25g，料酒 15g，盐 5g，酱油 20g，大葱 20g。

制作方法：①茯苓放入锅内，加水约 250g，加热煮 1h（以沸计时），药汁滤净备用。②面粉倒在案板上，加入发面 300g，温热茯苓水 500g，使其发酵成面团。③将猪肉剁成绒，倒入盆内。④加酱油，拌匀。⑤再加姜、胡椒、香油、料酒、盐、酱油、大葱、骨头汤搅成馅。⑥把饧好的面团揉匀，搓成大小适中的面剂子，分别用手掌压成圆皮。⑦包上馅心，收口处捏成细皱褶，放入蒸锅的笼屉里。⑧用旺火沸水蒸约 15min 即成。

服法：随量食用。

三、阴虚火旺型失眠症膳食搭配

症状：心悸虚烦不眠，腰膝酸软，头晕耳鸣，健忘，口干舌燥。

饮食宜滋阴清热。

1. 甲鱼汤

原料：生地症 15g，茯神 15g，麦冬 9g，百合 15g，甲鱼 1 只（500g）。

制作方法：将甲鱼去甲及内脏，切成块状，与以上药材放入锅内煮熟。

服法：一天食完，早晚各 1 次，每周 2~3 次，10 次为 1 个疗程。

2. 土鸡安眠汤

原料：土鸡半只（约 500g），香菇 20g，黄豆 30g，枸杞子 20g，党参 20g，玉竹 20g，红枣 10g，桂圆 15g，大葱 3 段，老姜 3 片，盐适量。

制作方法：①土鸡洗净后，斩成大块。香菇用温水浸泡 5min，剪去 1/2 的根部，洗净备用。将黄豆、枸杞子、党参、玉竹、红枣和桂圆用温水浸泡 5min 后洗净。②将鸡块放入汤煲中，一次性倒入足量清水没过食材。大火加热后，撇去浮沫。③将香菇、黄豆、枸杞子、党参、玉竹、红枣、桂圆、葱段和姜片放入，转文火煲 2h。食用前，根据个人口味调入适量盐。

服法：一天食完，早晚各 1 次。

四、心脾两虚型失眠症膳食搭配

症状：多梦易醒，心悸健忘，面色无华，神疲食少，四肢倦怠。

饮食宜养心健脾。

1. 甲鱼汤

原料：桂圆肉 5 枚，莲子 50g，红枣 15g，白扁豆 15g，薏苡仁 30g，核桃仁 15g，糯米半斤。

制作方法：桂圆肉、薏苡仁、莲子、白扁豆、核桃仁等放入锅内煮熟，糯米放锅蒸熟，两样再放入大锅拌匀，再用锅蒸 20min 即可。

服法：随量服用，一天服完，每周 2～3 次。10 次为 1 个疗程。

2. 桂圆肉粥

原料：粳米 100g，桂圆 15g，红枣（干）5g。

制作方法：①粳米洗净，桂圆去壳。②将桂圆肉、红枣、粳米一并煮成粥即可。

服法：随量食用。

3. 桂圆肉蒸蛋

原料：鸡蛋 1 个，白糖或冰糖少许，桂圆肉 6～8 个。

制作方法：鸡蛋 1 个，打入小碗中，不用搅散。撒点白糖，有碎冰糖更好。水沸后，把小碗放蒸锅里，蒸半熟，放桂圆肉 6 个，塞到蛋黄里，再蒸熟。

服法：当点心吃，每天 1 次，宜长期服用。

五、脾胃不和型失眠症膳食搭配

症状：胸闷嗳气，胃脘部不适，大便稀软。

饮食宜健脾和胃。

1. 陈皮小米粥

原料：小米 250g，莲子 15g，百合 15g，白扁豆 15g，陈皮 9g，红枣 30g。

制作方法：先将白扁豆、陈皮用五碗水煮至三碗半水，再与莲子、百合、小米、红枣煮成稀粥。

服法：早晚各 1 次服完，每周 2～3 次，10 次为 1 个疗程。

2. 莲子百合煲瘦肉

原料：猪瘦肉 100g 左右；百合 20g，莲子 20g；姜少许。

制作方法：①莲子泡 2h 左右，百合洗干净，泡开，猪肉切条，用少许料酒腌一下，姜切碎。②锅里放冷水，放猪肉、莲子、百合、姜，大火烧开，撇去浮沫。③转到慢炖的紫砂锅里炖 3h。

服法：随量食用。

3. 莲子芡实荷叶粥

原料：莲子 30g，芡实 30g，糯米 60g，荷叶 50g，白砂糖 10g。

制作方法：①将莲子、芡实、糯米洗净，荷叶洗净分卷扎成 3～4 小卷。②把全部用料放入锅内，加清水适量，武火煮沸后，文火煮至粥成，去荷叶，加盐调咸粥或加糖调甜粥均可。

服法：随量食用。

六、心胆气虚型失眠症膳食搭配

症状：多梦易醒，胆怯心悸，倦怠乏力。

饮食宜除烦安神。

1. 茯柏炖猪心

原料：酸枣仁 9g，茯神 15g，柏子仁 6g，猪心 1 个，黄酒 100g。

制作方法：酸枣仁、茯神、柏子仁用纱布包好与猪心一起煎大约 1h。

服法：早晚服，吃猪心，每周 2～3 次，10 次为 1 个疗程。

2. 芹菜拌猪心

原料：猪心 500g，芹菜 200g，白萝卜 10g，酱油 5g，醋 3g，味精 1g，白皮大蒜 5g，细盐 3g，小葱 5g。

制作方法：①将猪心去脂膜，洗净，放至足量的清水中煮熬。②猪心快煮熟时，加细盐、味精、小葱等，以去腥味。③熟猪心，取出，凉后剖开切成薄片，放在盘中。④芹菜去叶留茎，切成小段，用开水焯透。⑤将大蒜剥去蒜衣，洗净，拍碎剁成泥备用。⑥芹菜茎放在猪心片上，放入各种调料拌匀即成。

服法：随量食用。

-- **参 考 文 献** --

郭霭春.1992.黄帝内经素问校注.北京：人民卫生出版社：329.

许兰芝，王洪岗，耿秀芳，等.2002.龙眼肉乙醇提取物对雌性大鼠垂体-性腺轴的作用.中医药信息，19（5）：57.

第十六章　失眠症运动按摩防治

第一节　运动与足浴

一、运动防治

适度的体育锻炼可促进血液循环，加快新陈代谢，大大改善大脑、心脏及消化器官的功能，强壮体质。有了健康的身体才会心情愉快，精神放松，这对失眠来说是很重要的。睡眠中中睡和深睡具有恢复躯体疲劳的作用，如躯体疲劳增加，人体就会要求增加中睡和深睡的量，因此，适度使躯体疲劳对促进熟睡也是有必要的。

适度运动有助于睡眠，但不要太剧烈，以微微出汗为度。不经常运动的人开始不宜从事剧烈运动，以免过度兴奋，反而妨碍睡眠。运动尽量在晚上 9 点前完成。睡前 1～2h 不要再做跑步、打球、跳舞等剧烈运动，否则会让大脑处于兴奋状态，虽然感觉容易入睡，但会影响睡眠质量。

二、足浴

通过促进足部及全身血液循环，加速血流，驱散足底沉积物和消除体内的疲劳物质，消除疲劳使人处于休息状态从而改善睡眠。远志、红花各 9g，枣仁、磁石、龙骨、桃仁各 15g，水煎 2 次，待温度适宜时将双足浸于药液中，使药液浸过足面。每晚睡前一次，每次浸泡 30min，半个月为 1 个疗程。

三、练功疗法

动则生，静则废。当今失眠症发病多见于白领阶层等脑力劳动者。他们长期生活不规律，用脑过度，体力活动不足，日久则失眠者多，且心脑血管病、高血压、高血脂、高血糖等相继发生。练功疗法以动静结合的功法颇为合适，如太极拳、练功十八法、放松保健功等。不宜练单纯意守，过度集中意念于某一点、某一线的功法，临床常见练此功法者精神更加紊乱，失眠或焦虑紧张、抑郁、强迫等症状加重，故失眠症患者不适用。

第二节 按摩与放松

一、按摩穴位

刺激某些穴位可有清心安神、镇静催眠之效。失眠症患者在家中可做一些简单的穴位按摩，以助入眠。每晚睡前坐于床上进行以下操作。

（1）用一手掌放在后脑枕部，另一手用手指揉按双眉中间印堂。

（2）揉百会（两耳尖直上，至于头顶正中处）50次。

（3）擦按肾俞穴（第2腰椎棘突下旁开1.5寸，左右各一）50次。

（4）按摩脐下气海至关元（脐下1.5～3寸）50次。

（5）揉按足三里（髌骨下3寸向外1指）、三阴交（内踝高点上3寸）各50次。

（6）擦涌泉（足底正中前1/3处）100次。

（7）用大拇指按神门（掌侧腕横纹的拇指侧末端凹陷处）5～10次，然后左右手交换。

二、自我放松

（1）平躺于床上，展开四肢呈"大"字形，让全身肌肉放松，然后手脚用力3s后放松，把双膝屈向腹部，双手用力抱膝3s后放松，再平躺呈"八"字。重复以上动作5～10min。

（2）平直仰卧，上肢自然伸直，下肢舒伸，自然分开，与肩同宽，脚尖自然外展，两眼向上平视片刻，再把眼光收回到眉中间，向鼻尖看，一直看到脐下小腹部，意穿小腹。闭目、含齿、舌抵上颚，深长呼吸24次后转为自然呼吸。

（3）认知或冥想放松法，闭上眼睛，集中注意力于心的意念及快乐舒适的情境，或想象自己正处于遨游的情境中。

（4）自我暗示法，垂下双肩，放松全身肌肉，注意呼吸，放松。如暗示自己，我现在的眼皮很沉，很沉。

三、"478"呼吸法

美国亚利桑那州综合医学中心创建者安德鲁·韦尔医生所发明的"478"呼吸法对助眠和减压有很好的效果。患者坐在床上，后背挺直；用舌尖顶住上腭；闭上嘴，用鼻子吸气（数4下），保持住气息（数7下），然后用嘴呼气（数8下），重复4遍。

四、按摩腹部

按摩腹部。具体方法：患者仰卧床上，以肚脐为中心，用手掌在肚皮上按顺时针方向旋转，按摩 200 次左右即可。一来有利于促进消化，排除脾胃湿毒；二来有助于腹部的保暖，改善睡眠质量。

五、提肛

提肛可固精益肾、提振阳气。具体做法：患者平躺在床上，两手贴大腿外侧；两眼微闭，全身放松，以鼻吸气，缓慢匀和；吸气的同时，提起肛门，包括会阴部；肛门紧闭，小腹及腹部稍用力，同时向上收缩，稍停 2～5s，放松，缓缓呼气；呼气时，腹部和肛门慢慢放松。这样一紧一松，做 9 次。坚持一年以上，即可见效。

六、睡眠瑜伽

简单而缓和的瑜伽姿势能消除紧张，解除疲劳，对治疗失眠有很显著的效果。对于机会性失眠的患者，如因第 2 天的考试或演讲等不能入眠，可试用瑜伽姿势。可发现，心情能很快平静下来，且容易入睡。简单而实用的瑜伽姿势有以下 3 种。

（1）龟形姿势　　跪坐在床，上体前倾，让额头接触床面，两手前伸。

（2）蛇形姿势　　趴在床上，用肘部撑床，头上抬，尽量使上体弯曲。

（3）弓形姿势　　俯卧，头上仰，两手后伸，抓住两个脚踝，尽量往上抬成半弓形。

以上三种姿势缓慢进行，约在 5min 完成。

------------------------------ 参 考 文 献 ------------------------------

曹晓航，拜争刚，高彩云，等.2018. 瑜伽缓解围绝经期失眠症状有效性的 Meta 分析. 中国计划生育杂志，26（2）：86-90.

肖战说，胡佩，汪九重，等.2017. 从中医理论探讨太极拳治疗失眠的原理. 世界睡眠医学杂志，4（6）：393-396.

左晓琳，杨琳，李琦，等.2016. 穴位按摩治疗失眠效果的系统评价. 护理学报，23（12）：33-39.

第十七章　失眠症心理调适防治

第一节　七情与音乐

一、七情

传统中医提到"内伤七情"都是致病的原因，即"喜怒忧思悲恐惊"七种情绪变化，如果情绪太过都对人体有害，也都可能导致失眠，尤其是女性，极容易引起肝气郁结。所以先睡心，后睡目，也就是说要让心先平静下来，提前进入睡眠状态，然后再闭上眼睛睡觉，这样才能保证一夜好眠。

首先要让失眠症患者知道失眠只是由于各种原因引起的普通健康问题，不要对其产生恐惧，对失眠的朋友进行解释、指导，使其更加了解睡眠，减少对睡眠的不合理认知与恐惧焦虑心理。

别想太多工作，不少人习惯在睡前回想一天的生活点滴，然后开始思考第二天的工作计划，甚至有的人会反复提醒自己"明天还有重要的会议要开，今天一定要睡好"，结果却往往事与愿违，最终难以成眠。人的大脑认知也需要充分的休息，这样才能为第二天的工作做好充分的准备，其中一个重要的组成要素就是前一晚要彻底与工作脱离，这也能帮助人们从心理上远离工作压力。睡觉时最好什么都不想，如果要回顾今天、计划明天，最好在晚上9点前就把这些事情记录下来，然后再上床睡觉。

保持乐观、知足常乐的良好心态。对社会竞争、个人得失等有充分的认识，避免因挫折致心理失衡。

适度健康的娱乐也有助于睡眠。失眠症患者可根据爱好与身体状况选择娱乐活动项目，如跳舞、下棋、听音乐、钓鱼、写诗、绘画、弹琴、去旅游、参加联谊等，通过这些娱乐活动，增进人际关系，增加生活情趣，陶冶性情，消除紧张忧虑状态，从而改善失眠或帮助入眠。临睡前可以听舒缓的音乐、看书，有助于睡眠。

二、音乐

每个人都有这样的经历：在小时候，如果睡不着，妈妈会哼上几首催眠曲，曲子还没哼完，孩子就已经睡着了。此经历说明，音乐确实能催眠。实践证明，让失眠症患者听舒缓的民乐、轻音乐等，可以使其情绪平稳、放松、安静，心平气和，消除不安和烦躁而安静入睡。

音乐可通过声波有规律的频率变化作用于大脑皮质，调整胃的蠕动，影响人的情绪变化和身体功能状态。失眠症患者睡前可播放一些慢节拍音乐，以助入眠，如《催眠曲》《梅花三弄》《宫秋月》《高山流水》《春江花月夜》《大海一样的深情》《小城故事》《太湖美》《秋思》《摇篮曲》《妈妈》《宝贝》《仲夏夜之梦》《梦之娇》等。经过实践证明以上国内外曲目具有改善睡眠的作用。但同样的音乐，有些人可睡着，有些人却睡不着，因此要注意选择适合你入眠的音乐来播放。

第二节　康复十二讲

一讲：尊重自然，合理作息，早睡早起，有益健康。

二讲：关爱社会，共生共存，人人为我，我为人人。

三讲：与人为善，助人为乐，家庭和睦，社会和谐。

四讲：体脑并用，形与神俱，精神乃治。

五讲：膏粱厚味，酒色过度，疾病丛生。

六讲：失眠、抑郁、焦虑不可怕，不乱戴帽子，庸人自扰。

七讲：提高识别假医假药的能力，不乱投医，乱吃药。

八讲：提倡午睡，午睡半小时可补夜睡 1h。

九讲：失眠症好转后，不宜立即投入紧张的工作，需要一个康复过渡时间。

十讲：青少年适度反面教育，大有好处，可提高心理承受能力。

十一讲：学习唯物辩证法，不断丰富精神资源，提高适应客观世界的水平。

十二讲：全社会关心精神、心理弱势群体，不歧视，不排斥，不"鞭打快牛"。

"接受"失眠，顺其自然，学会与失眠"和平相处"。人往往是越怕睡不着觉，就越睡不着；越睡不着，就越胡思乱想，其结果是更睡不着。与其怕字当头，还不如顺其自然，当失眠者试着把失眠当成生命的一部分接受下来，随遇而安，就会把忧虑、紧张和急躁一扫而光。当晚上睡不着或早醒时，其不如默默地对自己说："我才不在乎睡着睡不着呢。"使心情放松，反而会休息好一些，有时即使夜里睡不好，第二天的感觉也会和以前不一样。

预防篇

-------------------------------- 参 考 文 献 --------------------------------

叶天士. 1959. 临证指南医案. 上海：上海科学技术出版社：666.

许良. 2006. 学习"五脏皆有不寐"证治经验的体会.中国中医基础医学杂志，12（2）：155，156.

卓勤，金敬善，邓新荣. 2002. 中医脾与神经内分泌免疫网络调节的关系. 中国中医基础医学杂志，8（9）：80-82.

药理学实验研究篇

失眠症是一种常见病，其症状为睡眠障碍，中医学称为不寐。随着社会的不断进步，人们的生活节奏也在不断加快，精神紧张和各种躯体疾病均易导致失眠。偶尔失眠不至于对身体引起严重危害，长期失眠则易引起生理障碍。镇静催眠药均为中枢神经系统抑制药，前者对中枢神经系统抑制较轻，后者则可催眠，但同一药物小剂量时可引起镇静作用，增大剂量可引起催眠作用。由于失眠症患者增多，现有的催眠药常用后易引起耐受性、依赖性（习惯性、成瘾性）及宿醉现象等后遗作用（次晨头晕、欲睡、倦怠、乏力等）。故研究开发新的催眠药（包括中草药或西药）是当前很迫切的任务。在研究新药时要应用比较科学的、可靠的药理实验方法进行评价，才能找到较好的新药。以下介绍的是用小动物进行的药理实验。

第十八章 研 究 方 法

一、动物选择

常用成年小鼠或大鼠；雄性或雌性均可，小鼠体重 20～25g，购买后观察 2～3 天后再进行实验。实验时每组动物用数相等，每组 8～10 只。设水对照组、阳性药物对照组和被试药物组。实验前 16h 停食，实验固定于上午 8～12 点进行，以避免时间因素影响。

二、实验方法

研究镇静催眠药要研究被试药物对小动物的镇静作用和催眠作用。

（一）镇静作用研究法

观察药物对小动物自主活动的影响。研究被试药物对自主活动作用的实验方法有两种，一种为直接观察法；另一种为仪器计量法。

1. 直接观察法

（1）间歇观察法　采用双盲、随机、对照原则，直接或用摄像法对实验动物进行自主活动的观察，以评定药物作用。Kock 等用间歇观察法研究药物对动物自主活动的影响。用小鼠每组 3 只，放于一玻璃缸中，缸的直径为 12cm，高 20cm。为避免干扰将玻璃缸放在 30cm×50cm×30cm 的木箱中，光线自箱顶部照射通过观察孔进行观察记录。每次用 12 只动物，分为 4 组，其中一组为对照组，其他为用药组，被试药物设 2～3 个剂量组。观察记录时间共 60min，每分钟之内每缸依次观察 3s，记录缸中 3 只小鼠的活动状态。静止不动记 0 分，局部活动、站立或嗅、理毛各记 1 分。1h 内最高为 180 分。具有镇静催眠作用的药物可使动物活动减少，并有量-效关系。

（2）开阔法　随机取 1 只小鼠放入一圆形盆中，盆底直径为 33cm，平均划分为 19 格，先让小鼠在盆内适应 5min。小鼠在内任意爬行，以四肢离开一格为穿越一格，记录小鼠每 10min 内穿越格数，剔除活动过多或过少的小鼠，定出 10min 内穿越格数合格范围。取合格小鼠进行试验。每组 10 只动物，按上述方法用药前记录 10min，用药后让小鼠在盆内适应 5min 后，每 10min 记录其穿越格数，共记录 40min，所得数据用多因素方差分析法进行处理统计分析，比较被试药物组和水对照组、阳性药物对照组各组间的差异，以评定药物的作用。

2. 仪器计量法

观察动物自主活动时用仪器记录小鼠的行走、站立、跳跃、钻洞等行为，用定量方法比较更可靠。本类方法中有光电管法、大鼠洞板实验、小鼠联合开阔试验等，也可参考库宝善的镇静药物实验法。以下重点介绍光电管法。

光电管法：实验用的小鼠自主活动记录仪大小为 20cm×20cm×20cm。仪器相邻两边距底部 1cm 处各装有光敏三极管 12 只，其对面各有 12 束红外光。小鼠在仪器内移动以阻断光线次数表示为移动量（活动量），观察小鼠用药前后活动次数的改变，并比较被试药物和水对照组、阳性药物对照组的差异。实验时随机取小鼠 1 只放入小鼠自主活动光电自动记录仪中，使其适应 5min，记录小鼠阻断光线次数。先用 8～10 只动物筛选出实验小鼠活动的合格范围。合格小鼠方可用于实验。用蒸馏水作为空白对照组，小鼠灌胃容量均为 0.2mL/10g 体重。灌胃后放入仪器中适应 5min，记录每 10min 阻断光线次数。由于小鼠探究活动逐渐减少，故水对照组较用药前活动也减少。实验时设被试药物组 2～3 个剂量组、阳性药物对照组。用药后将动物放入实验仪器中，可连续观察记录，也可取出动物放入饲养笼中，隔 30min 或 60min 后，再放入实验仪器中适应 5min 后再记录 10min。所得数据，用多因素方差分析法，用 SPSS 统计软件进行处理，比较各组间各时间段的差异。

（二）催眠作用实验法

被试药物与巴比妥类药物的协同作用实验观察指标为小白鼠翻正反射消失。翻正反射消失是中枢神经系统较深程度抑制的反映。如将动物放入一广口瓶中，其仰卧时不能自主翻正为翻正反射消失。常用药物为海索比妥钠或戊巴比妥钠。观察被试药物加强阈下催眠量的戊巴比妥钠的催眠作用，以及观察被试药物延长阈剂量戊巴比妥钠的催眠作用。

（1）延长戊巴比妥钠的睡眠时间　先经预试得知给小鼠腹腔注射戊巴比妥钠 35mg/kg，可使翻正反射消失。以翻正反射消失至恢复的时间为睡眠时间。实验时先将药物给小鼠灌胃 25min 后再腹腔注射阈剂量戊巴比妥钠溶液，观察各组小鼠睡眠时间。所得数据用多因素方差分析法处理，进行统计分析。

（2）加强戊巴比妥钠睡眠作用　先经预试得知小鼠腹腔注射戊巴比妥钠 20mg/kg，5 只小鼠翻正反射均不消失，大于此剂量部分小鼠翻正反射消失，故以此剂量为阈下睡眠剂量。取小鼠 100 只，雌雄各半，随机分为 5 组，每组 20 只。设水对照组、阳性药物对照组、被试药物 2～3 个剂量组。将药物给小鼠灌胃后 25min，腹腔注射戊巴比妥钠 20mg/kg；以翻正反射消失 1min 为睡眠指标，记录睡眠动物数，比较各组动物效果，所得数据以卡方检验进行统计分析。以上两种方法应用最多。

（3）再入睡试验：给动物用催眠剂量的戊巴比妥钠，动物入睡，待醒来后立即给予被试药物，观察动物是否又进入睡眠。如出现睡眠并与水对照组有差异，说明被试药物有镇静催眠作用。

除以上实验方法外，经典的镇静催眠药研究方法可参考庞传宇撰写的《镇静催眠药研究法》。

第十九章 研 究 实 例

一、落花生枝叶的镇静催眠作用

对小白鼠自主活动的影响：小白鼠的筛选标准，取小鼠 11 只，空腹过夜后放入自主活动光电自动打印仪的测试盒中，适应 5min 后，记录小鼠 15min 的活动量，结果为 108～672 次。以上下相差 100 为范围，以涵盖动物数最多为筛选标准，确定小白鼠用药前 15min 的活动次数在 340～440 次为合格动物。

小白鼠禁食过夜后按上述方法进行筛选，合格者随机分组，灌胃给药，立即放入测定盒中适应 5min 后测定给药后 0～15min、16～30min、31～45min、46～60min 的自主活动量。分组、给药情况和结果见表 19-1，各组与生理盐水组比较。实验证明落花生枝叶和枣仁安神液对小白鼠的自主活动均有明显的抑制作用，在给药后 15min 出现镇静作用，以后作用逐渐加强。

表 19-1　枣仁安神液、落花生枝叶对小白鼠自主活动的影响（$\bar{x} \pm s$）

组别	给药量	动物数（只）	用药前活动次数	用药后活动次数			
				0～15min	16～30min	31～45min	46～60min
生理盐水	15mL/kg	20	396.0±29.2	281.8±152.6	394.8±139.6	427.6±139.6	419.9±120.6
枣仁安神液	22.5mL/kg	20	397.0±29.1	163.0±132.4*	196.8±162.0**	200.6±162.0**	193.6±132.2**
落花生枝叶	30g/kg（折合生药）	20	390.6±27.9	130.4±95.4**	154.6±113.0**	203.2±140.2**	159.9±118.2**

＊$P<0.05$；＊＊$P<0.01$。

二、协同戊巴比妥钠睡眠作用的影响

经预测试确定小白鼠戊巴比妥钠的催眠阈剂量和阈下剂量分别为 35mg/kg 和 25mg/kg（腹腔注射）。取小白鼠 50 只，随机分为 5 组，做延长和加强睡眠作用实验，各组用药剂量见表 19-2。先用被试药物灌胃给药 5min 后再腹腔注射戊巴比妥钠溶液，按 0.35mL/20g，以翻正反射消失时间为睡眠时间。若睡眠时间大于 180min，则按 180min 计算。结果表明，落花生枝叶大剂量组能明显延长戊巴比妥钠的睡眠时间；另取 50 只小白鼠做加强睡眠作用实验，分组及给药情况同前。腹腔注射戊巴比妥钠溶液按 0.25mL/20g 给药，以翻正反射消失为睡眠指标，记录各组入睡动物数并计算入睡率。所得数据经卡方检验，落花生枝叶大、中剂量组均能非常显著地加强戊巴比妥钠的睡眠作用，提高动物的睡眠率。

表 19-2　落花生枝叶延长和加强戊巴比妥钠的作用（$\bar{x} \pm s$）

参数	给药量	动物数（只）	睡眠时间（min）	入睡率（%）
生理盐水	20.0mL/kg	10	24.8±11.5	0
枣仁安神液	10.0mL/kg	10	30.4±16.7	60**
地西泮	15.0mg/kg	10	157.3±47.9**	100**
落花生枝叶（大剂量）	79.0g/kg	10	49.0±16.1**	100**
落花生枝叶（中剂量）	52.6g/kg	10	45.0±31.5	70**

** $P < 0.01$。

药理学实验研究篇

第二十章　失眠症动物模型的建立

一、中医理论指导建立的失眠症动物模型

中医理论指导建立的失眠模型多年来经过学者们的积极探索，现已通过单因素造模法和多因素造模法制作了多类中医证候动物模型。

（1）单因素造模法　　大鼠连续 3 周灌服甲状腺素片混悬液 820mg/(kg·d)，模型组大鼠表现出自发活动、饮水量、进食量显著增加，体质量显著降低，其整体症状与中医心阴虚证中心悸、怔忡、失寐等症相似。此外，有研究对目前公认的失眠模型的中医证候属性进行研究，发现对氯苯丙氨酸失眠模型与中医心肾不交型失眠病证相似。此类造模方法相对简单，但是中医病证并非单一因素所致，因此，不能较好地模拟中医四诊所表达的证候特征，有待进一步改进。

（2）多因素造模法　　单因素造模不能很好地模拟中医研究中所需的证候，随着中医药失眠研究的深入，多因素复合模型应运而生。此类模型多采用已存在的公认失眠模型或造模方法与其他药物或刺激相结合的方式，已能达到有效地模拟病证结合。有研究采用慢性夹尾刺激和腹腔注射对氯苯丙氨酸复合因子造模法建立肝郁失眠大鼠模型，模型鼠表现出与肝郁失眠证相似的宏观体征。黄攀攀等在 D-半乳糖制作亚急性衰老模型基础上，采用咖啡因腹腔注射叠加多平台水环境持续睡眠剥夺法制作老年阴虚失眠大鼠模型，证候方面表现与阴虚证候有很强的相关性。多因素复合造模能较好地模拟中医证候特点，做到病证结合，但模型在模拟主证的同时也往往会出现多种证候并存的情况，如阴虚模型，同时兼有气虚和血虚的体征，因此，模型对应证候的准确性和一致性有待进一步改进。

二、西医理论指导建立的失眠症动物模型

1. 物理法造模

物理造模法主要有强迫运动法、平台水环境法、人为物理因素刺激法三类。

（1）强迫运动法　　在脑电监控下可用于全部睡眠剥夺（total sleep deprivation，TSD）或选择性睡眠剥夺（selective sleep deprivation，SSD），共同特点是通过动力装置迫使大鼠不停地运动，从而达到睡眠剥夺的目的。较有代表意义的是旋转圆筒睡眠剥夺法与水平转盘睡眠剥夺法。

（2）平台水环境法　　主要利用啮齿鼠畏水的生活习性，装置由水槽及高于水平

面 1cm 的平台组成，啮齿鼠可在平台上站立或进入 NREM 睡眠，但当其进入 REM 睡眠时，全身肌张力降低引起节律性低头、触水，从而无法进入 REM 睡眠。其发展历经了单平台、多平台及改良多平台三个阶段。

关于小平台的面积多有不同报道，据 Mendelson 等的工作结果分析，大鼠体质量（W）与站台面积（A）的比值 ≥ 6.4 时，才能得到满意的 REM 睡眠剥夺，而对照组 $W/A \leq 1.73$ 时可允许自由睡眠。目前，实验研究中大鼠平台直径多选用 6.5cm，小鼠多选用 2.4cm，且直径 10cm 的平台可用于大鼠 REM 睡眠的不完全剥夺，直径 6～7cm 的平台可用于最大 REM 剥夺。此类方法简单易行，对实验设备要求不高，在不同条件实验设备均能应用，因此广泛应用于 REM 睡眠剥夺，其中改良多平台水环境睡眠剥夺法是较为理想的 REM 睡眠剥夺方法。

1）旋转圆筒睡眠剥夺法：装置是由 1 个柱形圆筒和小型慢速马达构成，通过圆筒的转动带动大鼠不停运动而达到睡眠剥夺的目的。此方法可在旋转速度和幅度上进行不同调整。Leenaars 等对旋转圆筒装置及系统进行改良，在 12h 睡眠剥夺实验中，装置根据程序设定转动速度和方向随时间推移递增，该改良方法有效地增加了大鼠自主活动，减小了老鼠实验过程的离群感，并使应激反应最小化，使皮质酮浓度保持在生理范围。此类方法睡眠剥夺效果显著，睡眠剥夺可重复性好，且睡眠剥夺长度及强度易于掌控，但长时间受迫运动所引起的应激反应，可能影响睡眠剥夺的效果，其中改良旋转圆筒法可以有效降低应激反应，为较理想的强迫运动法。

2）水上转盘法：由 Rechtschaffen 在 1983 年最早使用该方法，可进行 TSD 实验和 SSD 实验。该法的优点为可同时对 2 只大鼠进行 REM 睡眠剥夺，且可减少因实验条件不同所致的应激反应。

（3）人为物理因素刺激法　　观察到大鼠即将进入睡眠状态时，通过物理刺激使其保持清醒，以建立慢性 SSD 模型。该法优点为刺激强度相对其他方法较小，且操作简便易行，缺点在于个体对物理刺激感应程度存在差异，且在无脑电图监测条件下，实验过程需实验人员始终观察大鼠行为，易对实验人员产生睡眠剥夺效应，进而引起误差，因而适用于短时间睡眠剥夺实验。

2. 化学制剂刺激法

根据西医理论使用化学制剂制作的睡眠剥夺动物模型，一种为腹腔或皮下注射药物（多为一些中枢兴奋药）进行部分或全部睡眠剥夺，如腹腔注射对氯苯丙氨酸对啮齿鼠进行睡眠剥夺，多用在研究某些催眠药物药理作用机制的实验研究中。此类方法操作简便易行，无须特殊仪器，但鉴于实验动物的个体差异，睡眠剥夺的效果不易掌控；另外一种为直接进行中枢微量给药，有助于催眠药物作用机制的深入研究，此类方法造模原因确定，但对给药部位及剂量均有较高要求，不易掌握。

三、啮齿类动物失眠症模型的评价

人类疾病的动物模型必须具有人类疾病模拟性表现，但目前没有明确的标准判断以上模型动物是否已经达到诊断标准。从文献结果分析，失眠动物模型制作后是否符合人类疾病模拟性表现，主要有以下检验途径。

1. 睡眠监测

目前，在实验过程中主要利用脑电图及肌电图、眼点图对睡眠情况进行描述分析。脑电图所示相应睡眠时间或者睡眠质量的变化更是检测模型是否制作成功的金指标。

2. 阈上和阈下剂量戊巴比妥钠协同睡眠实验

此法以睡眠潜伏时间、睡眠时间及睡眠率等参数来判断模型动物是否失眠，为经典的失眠模型评价指标。实验前宜进行预实验，以确定戊巴比妥钠的阈上剂量及阈下剂量，通常阈上剂量为 30~45mg/kg，阈下剂量常选用 28mg/kg。实验中以动物翻正反射消失达 1min 为入睡指标，以 30s 内翻转达 3 次为睡眠结束指标。

3. 中医证候失眠动物模型的判定

中医疾病证型的判定有两种方法，即正证与反证。正证即辨证求因，反证即以方测证。从病证判定思想的指导出发，评价具备中医证候的失眠动物模型可以通过以下两种方法：①结合不同证型的体征特点，观察动物体征（如活动、饮食、体质量、毛色等）是否符合，以判定造模是否成功；②通过观察不同方剂对该证候模型动物所起的作用或观察相应证型的经典方药对该模型的作用以确定该失眠动物模型的证型归属。中医研究具备病-证-法-方一一对应的特点，结合这一特点，在现代中医证候模型研制工作中，药物反证已经成为衡量模型成功与否的普遍标准。

-- **参 考 文 献** --

黄攀攀，王平，李贵海，等. 2010. 老年阴虚失眠动物模型的建立与评价. 中华中医药学刊，28（8）：1719-1723.

李海静，高月，刘萍，等. 2007. 失眠动物模型研究进展. 中国药理学通报，23（4）：437-440.

刘建勋，李欣志，任建勋. 2008. 中医证候模型拟临床研究概念的形成及应用. 中国中药杂志，33（14）：1772.

全世建，林杏娥，刘妮. 2006. PCPA 大鼠失眠模型的证候属性研究. 中医药学刊，24（3）：450，451.

熊雅婷，黄芳，徐丽华. 2006. 五味子提取物对小鼠睡眠剥夺后脑组织自由基和一氧化氮的影响. 中国药科大学学报，37（3）：255-258.

赵忠新，张照环. 2011. 应给予睡眠更多的关注. 中华神经科杂志，44（5）：513-515.

中华医学会神经病学分会睡眠障碍学组. 2012. 中国成人失眠诊断与治疗指南. 中华神经科杂志，45（5）：534-540.

朱红莲，赵忠新. 2008. 睡眠剥夺后神经元型一氧化氮合酶表达的变化及醒脑静对其影响. 上海交通大学学报：医学版，28（8）：996-999.

朱洁，申国明，汪远金，等. 2011. 肝郁证失眠大鼠模型的建立与评价. 中医杂志，52（8）：689-692.

Alexander A B, Hans U N. Sleep-deprivation: efects on sleep and EEG in the rat. Comparative Physiology, 1979, 133（1）: 71-87.

Calegare B F, Fernandes L, Tufik S, et al. 2010. Biochemical, biometrical and behavioral changes in male offspring of sleep-deprived mice. Psyehoneuroendecrinology, 35 (7): 775-784.

Datta S, Maclean R R. 2007. Neurobiological mechanisms for the regulation of mammalian sleep-wake behavior: reinterpretation of historical evidence and inclusion of contemporary cellular and molecular evidence. Neurosci Biobehav Rev, 31 (5): 775-824.

Deboer T. 2007. Technologies of sleep research. Cell Mol Life Sci, 64 (10): 1227-1235.

Hurst J L, West R 2010. Taming anxiety in laboratory mice. Nat Methods, 7 (10): 826.

Leenaars C H, Dematteis M, Joosten R N, et al. 2011. A new automated method for rat sleep deprivation with minimal confounding effects on corticosterone and locomotor activity. J Neurosci Methods, 196 (1): 107-117.

Mendelson W B, Guthrie R D, Frederick G, et al. 1974. The flower pot technique of rapid eye movement (REM) sleep deprivation. Pharmacol Biochem Behav, 2 (5): 553-556.

Oganesian G A, Tomanova I V, Mikhrina A L, et al. 2012. Interaction of the dopaminergic and vasopressinergic systems in sleep deprivation in rats. Ross Fizilo Sechenova, 98 (11): 1307-1313.

Rechtschafen A, Gilliland M A, Bergmann B M, et al. 1983. Physiological correlates of prolonged sleep deprivation in rats. Science, 221 (4606): 182-184.

Sri K S, Suzuki J, Hirai Y, et al. 2009. Behavioral sleep in captive owl monkey (Aotus azarae) and squirrel monkey (Saimiri boliviensis). Acta Neurobiol Exp (Wars), 69 (5): 537-544.

Suchecki D, Tufik S. 2000. Social stability attenuates the stress in modified multiple platform method for paradoxical sleep deprivation in the rat. Physiol Behav, 68 (3): 309-316.

Xin Z, Xiang-Yu C, Li-En W, et al. 2009. Potentiating effect of diltiazem on pentobarbital-induced hypnosis is augmented by serotonergic system: The TMN and VLPO as key elements in the pathway. Neuropharmacology, 56 (6-7): 937-943.

药理学实验研究篇